岩波現代文庫

社会 80

野口三千三

原初生命体としての人間

野口体操の理論

JN263403

岩波書店

はしがき

人間は、自分自身を、あらゆる生きものの中で、最も進化した特別な生きものだ、と信じているようである。そして、その進化は、形態と機能の分化・特殊化による高能率化によって行なわれた、と考えているようである。

しかし、私は、生きるということの中で自分自身の「まるごと全体」が、オパーリンの生命の起源における「コアセルベート」の未分化・全体性のあり方とそっくりそのまま、かさなりあい融け合ってしまうのを実感するのである。私は、この状態を原初生命体と呼んでいる。

今や、論理・科学という名の巨大な怪物が、分析・数値化という方法によって、いつもまるごと全体であるべき自然の生きものを、くいあらしていくのではないか。そのような気がして、私は強い疑惑と恐怖を感ずるのである。原初生命体の発想は、生きものとしての私の、防衛・抵抗反応であろう。

自然保護ということがしきりに言われるこの頃であるが、自分という「自然の分身」は、いったいどうなっているのであろうか。からだの中の自然を歪ませていることはないであろうか。自分の外側にばかり目を奪われて、人間が、造物主であるかのように思いあがり傲慢にふるまっていることはないであろうか。

人間の創造は、もともと自然の範囲内で行なわれるべき、ささやかなつつましやかなものではないのだろうか。たとえそれが、ささやかなつつましやかなものであったとしても、そのものやことと、大事に大事に触れ合い融け合うことによって、無限の豊かさと新鮮さを生み出す能力があたえられるのではないだろうか。

素粒子や素領域の研究が、宇宙の根源を探る手がかりになることを疑う者は少ない。が、一人の人間の中身を探ることが、宇宙を探る手がかりとなることを信ずる者が何人いるだろうか。

私は、自分自身の生身のからだの動きを手がかりに、今ここで直接、体験するからだの中身の変化の実感によって、人間(=自分)とは何かを探検する営みを、体操と呼んでいる。自分というまるごと全体の生きものが、そっくりそのまま実験研究室(アトリエ)であり、研究材料(素材)であり、研究者(制作者)でもある、というあり方である。

「自分自身という存在にとってからだとは何か」ということに、無性《むしょう》に興味をもち、それを探検する営みに、あえてこだわって生きてきた私は、今、次のように言いなおしてみる。

「自分の中にある、大自然から分けあたえられた自然の力により、自分の中にある、大自然から分けあたえられた自然の材料によって、自分という自然の中に、自然としての新しい自分を創造する、そのような営みを体操と呼ぶ」

目 次

第一章　体操による人間変革

野口体操を定義する

戦後の虚脱から抜け出すのにたいへんな思いを経験した体操の教師である私は、からだの動きというきわめて素朴な方法によって、もっぱら「自分のからだは、今日、ただ今、どう感じ、どう考え、どう信じているのか」という「ただ今の自分」という立場をどこまでも大切にして、人間における「何か」を探りつづけてきた。

私はいわゆる学者ではないし、また、いわゆる学者にはなりたくない。あらゆる学問や思想の体系に束縛されないで、気の向くままに勝手に考えていきたい。それが自分自身に責任をもつことであると思っている。「今ここにあるなま身のからだ」の中から、つねに素人の感覚に立ち返って、何がほんとうに当り前のことなのかを、素直に貪欲に探っていきたい。そして、そこから結果として生まれる独創に誇りをもっているのである。

エンゲルスは「サルが人間になるにあたっての労働の役割」の中で「直立歩行をするこ

とによって、解放され自由になった手で、労働を始めたことこそ、脳の発達をうながしたのだ」と考えている。このことは「脳が先か、直立が先か」という問題であり、「観念が先か、物質が先か」という問題でもあり、精神と肉体の本質に迫る問題でもある。

何百年先のことかわからないが、今までの観念ではおよそ体操とは呼べないような、ある種の奇妙なからだの動きが創造される。それがある目的にしたがって適切に処方されると、性格も知能も感情の状態も、その人が望ましいと思う方向に変わっていく。じつは、性格も知能も感情も、何を望むかの判断や意志さえも、それらの働きのすべてが、広い意味での、からだの動きそのものなのである。このような可能性をもった体操を私は本気で考えている。

最近の脳生理学では、人間の脳を、精神を、心を、神秘性・尊厳性というベールを引きはがしたところで見つめなおし、認識・知能・性格などを、今までは低級な動物的なものとされていた「反射」の概念を推し進めることによって、説明する人もある。また、医学ではある種の薬品や手術によって、性格や知能をある範囲内である程度変えることに成功している例もある。

私はこのように、人間の外側から何かをつけくわえたり、破壊して取り去ったりするのではなく、「人間の一生における可能性のすべての種・芽は、現在の自分の中に存在する」

と考えて、今自分自身の中にもっていながら、自分を含めて誰も気づいていない無限の変化発展の可能性を、自分自身のからだの動きを手がかりとして、それを発見して育てることができると考えるのである。

人間のきわめて多様な働きの中で、記憶・思考・判断・推理などの精神作用といわれるほとんどすべてが意識の世界の出来事であるために、人間は、人間の働きそのものを、すべて意識できるかのように思い込みがちである。私のように、自分のからだの中(の出来事)を、巨大な実験室とも、偉大な教師とも感じて、それとの対話を中心として研究を進めている者にとっては、意識でとらえることのできる事柄は、きわめて限られた一部の現象だけであって、意識にのぼらないままの、永久にその主人にさえ認められないままの働きこそ、生きることにとっての基本的能力ではないかと思われてならない。

さて、このへんで私の体操に対する考え方を述べておきたいと思う。

人間が生きていくためには身体の動きが必要である。生きているということは動いていることであり、変化しつつあるということである。われわれ現代人の有合せのままの動きは、歪められ、きわめてぎごちないものになってしまっている。これをこのまま一生使っていくのと、効率の高い合理的自然の動きにするのとでは、人生の可能性に大きな差が生まれる。そこで、自分の動きを望ましいものとするために、効率の高い合理的自然の動きに内在する原理を発見し、ぎごちない動きの特徴とその原因をつきとめる。それらの原理や特徴を、典型的な形で含むような運動を工夫し発見する。その運動を手がかりとして、望ましい合理的自然の動きのもつ原理を内的実感として把握し、それを生活におけるあらゆる動きに適用することによって、人生の可能性をどこまでも拡大しようとする。このような営みを私は体操と呼びたい。

そして、体操の目的は本来自分自身の中にもっている可能性を発見し発展させ、それがいつでも、どこでも、最高度に発揮できるような状態を準備することである。

体操の特質は、人間が言葉や文字、頭の中だけでわかってしまったかのように思い込んでいる事柄を、自分のからだによる生体実験によって、皮膚を含めて、その内側の全感覚で見つめ・味わい・確かめ・計算し・考え・納得し・判断し・行動することにある。そして、このことが単なる言葉の遊戯でなく、「実感」としてつかめるようになったときに、体操が初めて人間のために役立つものとなる。体操が皮相的な技術に終わったり、知識としてだけの理解に終わるものであるならば、それが人間にとってどれだけの意味をもちうるか、きわめて疑問である。

私は、いまだに体操の定義づけを決定できないでいる。それは、私は自分のやることに対して他人のつくった枠はもちろん、みずからつくった枠をもはめたくないからである。

以下に箇条書きにしたのは、私のとりあえずの体操の定義である。

●体操とは、自分自身のからだの動きを手がかりにして、人間とは何かを探検する営みである。

●からだの実感にうったえることにより、ことばの意味を飛躍的に変革する営みを体操という。

●今はまだことばにならない感覚能力を見つけだし、それを育てあげ、それを中身とする新しいことばを創ることを体操という。

●からだの知識を適切に利用することによって、ことばに実感をあたえ、その意味を変革させる営みを体操という。

●すべてのことば(抽象言語をふくむ)は、その発生をたどると、必ずからだの直接体験にたどりつく。この直接体験の実感を探り出すことによって、そのことばの意味を変革する営みを体操という。

●人間の今日至り得たあらゆる学問・知識・ことば、いわゆる心の問題としてとらえ得たすべてのものを、からだの問題に置き換えて、新しく自分自身のからだの中身の変化の実感で、検討する営みを体操という。

●学問・知識・ことばとしてとらえ得たすべての感覚と、まだ人類の誰もが一回も味わったことのない新しい感覚を、自分自身のからだの中身の変化の実感から探し出し、育てあげる営みを体操という。

●すでに記録され説明されている五感その他の感覚の在り方を、大胆に置き換えることによって、新しい感覚の組合せを生みだし、そのことによって感覚の全体的能力を拡大強化し、新鮮な活力・感受性を獲得しようとする営みを体操という。

●条件反射学・情報理論・創造工学などを、思考方法論としてではなく、具体的なからだの動きに置き換えて、自分自身を再創造する営みを体操という。

●今まで常識として疑いもなく受け入れていた、からだの各部位とその部位のもつ機能(役割)との関係を、すっぱり切断する。バラバラになったからだの部位と役割とを、まったく無責任勝手気ままに新しくつなぎ合わせる。新しくつなぎ合わさった部位と役割を、からだの動きでひとつひとつ検討する。このような作業によって新鮮にして深遠な在り方を創造する営みを体操という。

●心・からだ・ことば・声のすべては、からだの中身の変化である。原初存在感(生命体)・原初情報と呼ぶものを追求することによって、新しく人間存在を把握しようとする営みを体操という。

「立つ」ことの意味

四つ脚から二本の脚で直立したということの意味は、サルが人間になるにあたっての本質的役割、「労働」を可能にしたことにある。それは解放された部分が新しい可能性を得ることによって変化発展するだけにとどまらず、その部分の変化によって全体がまた変化発展するという原理を示している。この原理は、いったん立つことによって人間になり得た現在の人間にとっても、なお生きつづけている原理である。この原理を、生活するからだの中に徹底的に縦横無尽に適用することによって、人間変革を可能にするのである。

人類の進化の歴史の中で、脳が人間の主役的役割を果たすようになり、それを果たし得ていたのは、ここわずか数千年にすぎない。人類が消滅するまでのあいだに、どう変遷するかは興味ある問題である。現在の人類の特徴である思考作用にしても、頭脳による意識的思考だけがすべてと思われている時期は、すでに去りつつある。イメージによる思考、肉体による思考ということも、新しい次元で考えられる時期にきていると思う。

人間の仕事にとって本質的に重要な脳と腕(手)の問題はさておき、人間のからだの中で一般に不潔だと感じられている脚(足)について考えてみたい。

民主主義を説く人でも、自分のからだのことになると、意識的ではないにしても、脳を主人とし、からだ、とくに脚・背中・尻を奴隷視したり、食べることを上流とし、排泄を下流の仕事とするような感覚をもっている場合が多い。自分のからだを「民主化」することから始めるべきだと思う。職業によって差別せず、それぞれの役割をどう果たしているかによって評価すべきである。自分のからだの「僻地開発」をまず考えるべきだと思う。脚で立った場合の足の裏、腰掛けの場合の尻は、地球へ話しかけ、地球からの答(応え)を聞く直接責任者である。からだを支える二本の脚は、一本の脚で支えることによって、他の一本を解放し、解放された脚が新しい可能性を得て、歩く・蹴る、その他の新しい動きを獲得した。解放されて新しい仕事をする脚の中身も、支える仕事を一時の役割として受け持った支える脚の中身も、解放の原理が「多重構造」をもって細密に適用されていなければ、より高度な動きは成り立たない。このことから次の原理を導くことができる。

筋肉にかぎらず脳細胞にいたるまで、あらゆる器官・組織・細胞のすべてにおいて、解放されている部分が多ければ多いほど、そこにそれだけ新しい可能性を多くもつことができる。

次の瞬間、新しく仕事をすることのできる筋肉は、今、休んでいる筋肉だけである。

今、仕事をしている筋肉は、それに応ずることができない。したがって、全部の筋肉が今、仕事をしているとすれば、次の瞬間に新しい別の仕事をすることは不可能である。次々の瞬間に新しい仕事をするためには、次々の今において、なるべく多くの筋肉が休んでいることが必要となる。休んでいるとは、「ぶら下げ」られているか、「ぶら上げ」られている状態である。したがって、外見が立っていたとしても、からだの中身が休んでいなければ、本質的には立っているとは言えない。よりよい立ち方とは(よりよい姿勢とは)、「ぶら下げ・ぶら上げの状態を、より多くもっていること」であり、ぶら下げ・ぶら上げの部分を多くするためにまっすぐの姿勢が大切なのである。そのために必要な前提として、働く部分と休む部分、働く時間と休む時間、必要なエネルギーと不必要なエネルギーというようなことが、高度に精密に細分化されなければならないし、それに対する精度・感度の高い感覚が要求されてくる。胸がひとつの籠であったり、背中が一枚の厚板であったり、腰や足の裏がひとつの塊であったり……というようではまったく話にならない。

そのものの最も大切な性能が欠けているときに「腰がない」という。この場合には粘り・根気・根性などがその中心になっているようである。「脚腰はまだしっかりしている」

ということばは、たとえ、からだのどこかに故障が起きてしまっていても、脚と腰がしっかりしていれば、まだ生活力があり、仕事ができるということであり、人間の生きる力の根本が脚や腰にあることを示している。腰は脚で立っているときの第二の足場、腰掛けでは脚そのものとなる。

　からだのあらゆる部分が足場になりうる能力をもたなければならない。

　脚や腰はからだの重さをあずかって、それによって直接地球に働きかけ(話しかけ)て地球からその応えのエネルギーをもらい受け、再びそれを上に伝えていろいろな仕事をすることになる。すなわち、そのエネルギーを伝えられた肩・頭・腕などはみずから強大なエネルギーを出すことなしに、精細な動きの微調整に専念できるのである。このことから、よい動きであることの原則を次のように導きだすことができる。

　動きのエネルギーの主力は、空間的には、直接仕事をする或る部分よりも、より地球に接する所(足場)に近い部分から出し、時間的には仕事をする時よりも、より前の時間に出されていなければならない。

　今、直接仕事をしている部分が、その仕事の主エネルギーを出しているようでは、絶対によい動きは生まれない。

エネルギーを伝える能力は、高効率の動きにとって決定的条件である。

腰掛け姿勢も一種の直立である。胴体・頭・腕のあり方を考えてみれば、すぐにわかる。この姿勢は位置の移動に制約があるかわりに、両脚ともに解放できる利点がある。解放されている両方の脚を計画的に訓練することによって、新しい別の高度の機能をもった腕にすることも可能である。人間の脚が進化の歴史の中で、もっと腕的であったと考えることができるし、また、現在の脚になってしまったものを、さらに進めて新しい高度の腕にすることも、現在の人間は本気で考えるべきではないだろうか。

皮膚につつまれた液体を実感する

地球上に存在する物質は、温度および圧力により一般に物質の三体といわれている固体・液体・気体の三状態のうちの、いずれかの状態をとって存在する。さて、「あなたのからだはこのうちのどれに属するか」と聞いてみると、「固体です」と答える人が多い。この場合、質問自体が愚問ではあるが、それに対して思わず、固体と答えてしまうところに問題がある。よく考えてみれば、別の答が出てくるはずなのだが。筋肉は固体か、血液は、涙は、と問うまでもない。このような答の背後には、人間のからだを、骨組ということばに示されているように、その基本が骨である、という考え方があるのである。これは、死体解剖学が医学の基礎になっている学問体系の影響であろう。

「生きている人間のからだ、それは皮膚という生きた袋の中に、液体的なものがいっぱい入っていて、その中に骨も内臓も浮かんでいるのだ」といったら変な感じを受ける人もあるだろう。そこで次の実験（動きによるテスト）を二人（A・B）でやっていただきたい。

Aが仰向けに寝る。なるべく力を抜いて楽に、すべてを地球（床）にまかせ、空気にひたりきった感じで。BがAの両足をそろえて足首をもち、十センチほど持ち上げ、左右に五センチほどゆするように何回か動かす。この場合Aが力を抜いて完全に休んでいるならば、またBのゆすり方が適当であるならば（ゆするテンポがおそすぎるといけない）、Aのからだは全身のすみずみまで動きが伝わり、ニョロニョロ、フワフワと波のように揺れ動くであろう。「皮膚という薄い柔らかい伸びちぢみ自由な大小無数の穴によって外界と通じあっている複雑きわまりないひとつの生きた袋の中に、液体的なものがいっぱい入っていて、その中に骨も内臓も浮かんでいる」という実感を、ゆすられるAは自分のからだの中のある実感として、ゆするBは視覚とゆする手をつうじての実感として感じとることができると思う。

このように、生きている人間のからだは、筋肉が緊張していないときには、液体的な感じになることが多い。全身の柔らかさは、からだを構成しているすべてのものが関係するのはもちろんだが、筋肉の緊張度が決定的に支配するようである。そして、このような筋肉の緊張がなるべく少ない、力を抜いて解放された液体的な状態の感覚が、生きている人間のからだの在り方(動き)の基礎感覚であるべきだと私は考えている。さらにここで問題なのは、自分自身のからだについていったいどんなとらえ方・感じ方をしているかということである。自覚的・意識的にはそうでなくとも、自分で直接見る外側の形や鏡に映った姿、写真などの映像を自分のからだであると漠然と感じていることが多いのではないだろうか。また、外側にあらわれた運動の結果をメジャーによって測定した数値を自分のからだの働きそのものと思い込んでいることが多い。

しかし、自分のからだはあくまでも皮膚を含めたその内側なのであり、その働きは中身の変化創造であるはずである。したがって、それを感じとるのはメジャーの数値や視覚的なものを中心にしてではなく、触覚的なものから、さらには内触覚ともいうべき体性の深部感覚(筋・腱・関節による感覚)や内臓感覚を中心にしてとらえるべきだと思うのである。

生卵との対話

ゆで卵と生卵を一目見ただけで見分けることができるか、といわれて、それに自信のない人でも、そのつもりでそれを一回でも経験してみれば、むずかしいことではない。よく見くらべていただきたい。顔色が、肌の艶が、はっきり違うのである。ゆで卵は死人の肌であり、顔である。内側から外へ発散してくる何ものかがない。生卵には生きもの特有の内側からの生気を感ずるのである。

ゆで卵と生卵を同時にそれぞれ片手で支えて立て、そっと放す。すると、当然二つの卵は倒れてくるっ、くるっと揺れ動く。この動きをくらべて見ると、明らかにゆで卵のほうの動きが大きく、長い時間揺れ動きつづける。生卵はすぐ動きをやめて止まる。

ゆで卵と生卵を別々に横に寝せたままひねって回してみる。ゆで卵は軽快にくるくるとよく回る。うまくひねるとすっくと立ち上がり、そのまま回りつづける。快適である。生卵を回してみると、どうもよく回らない。一所懸命自分の気持を相手に伝えようとして話しかけるのに、いっこうにこちらの気持をわかってもらえないもどかしさを感ずる。中身が固体的であるか、液体的であるかだけの差で、こんなにも明瞭な動きの差があらわれるのである。「中身の状態が動きにとっていかに決定的な条件であるか」を示す重要な事実である。この事実からは、中身が固体的であるほうが動きやすいように思われる。

このことは、前述のからだをゆするテストと矛盾する事実であるようにみえる。しかし、さらにこの動きの条件を吟味してみると、この場合の動きは、動きのエネルギーが卵の外からあたえられ、外力に支配されているという動きである。したがって、生卵のほうが自主性があり、他人に支配されにくいということになる。したがって、からだの中身の在り方は、その動きの性質によって、液体的でなければならない場合もあるし、また固体的のほうが好ましい場合、その中間の在り方など一様ではなく、またその構造も複雑である。いずれにしても、多様きわまりない人間の動きを、好ましい望ましいものとするためには、中身の状態や、その構造もまた、その時の動きに最適なものとする多様性が要求され、その最適な状態を感じ取り、そのように中身を変えることのできる振幅の広い能力が大切だということになる。

ふだんは横に寝ている卵を立てることは、「コロンブスの卵」で有名であるが、これは、創造・開拓・発見の本質的価値を示す機知に富んだ痛烈な皮肉であった。しかし、このときは、ゆで卵をつぶして机の上に立てたのである。今は、生卵をそのままそっと立ててみる。水平面はデコラの机か、さらにその上に鏡を置いてやってみるとおもしろい。ふだん寝ているものが立つということの意味をこれほどはっきりと感じさせてくれるものはない。ふつうの精神的・身体的能力をもっているものならば、誰がやっても、いつでも、どこでも卵を立てることができるはずである。最初は、両手で長い時間かけても、なかなか立てることができなかったものが、片手でも立てられるし、さらには逆立ちさせることもできるようになる。昨夜立てたものが今朝になっても悠然と立ちつづけているのを見たときには、一種の感激さえ覚えるであろう。

さて、私にとって、立っている生卵はいったい何を語りかけてくるのであろうか。

●宇宙の原理にとっぷりつかってそれを信じきっている。

●重さの原理を信じきって任せきっている。

●床(地球の表面大地・机の表面・水平に置かれた鏡)を信じきって任せきっている。

●自分のからだの能力、卵殻(骨)の能力を信じて任せきっている。

中身は力んでおらず流動体のままである。それは外からでもよくわかる。悠然として余裕綽々、すっきりとおおらかである。突っかい棒や引張り綱で無理矢理にしがみついて立っているのではない。ふんばるべき脚をもたなくとも、しがみつくべき腕をもたなくとも、たとえ床に接するのはただ一点であっても、当然立つべき条件をもっているから、立つべくして立っている。でっち上げのごまかしで立っているのではない。立つことが当り前であるから、ただずっとそこに立っている。素晴らしい。美しい。これが地球の上に、床の上に、立つということの基本でなくて何であろう。

立っている生卵は、美しいということ、正しいということの基礎原理「当り前」と、動きにおける一般原理「信ずること↓任せること↓ゆとり―新しい可能性」とを私に教えてくれるのである。

立っている生卵は少しゆするとすぐ倒れてしまう。初めのうちはこのことが私に不安と脆弱さを感じさせた。やがてこの感じは変わってきた。倒れる生卵はけっしてあわてず騒がず悠々として、大自然の原理に任せきってなめらかに倒れるのである。それは瞬間の出来事であるにもかかわらず、ゆっくりたっぷりとして感じられる動きである。顔色も変えず中身をかためることもなく。止まった後もまた悠々としてそっとそこに寝るべくして寝ているのである。立派である。やはり美しい。

立っているものが少しの外力ですぐ倒れるということは、立っていることにとって不安定であり、不安感をともなうことは確かである。しかしその反面は、わずかなエネルギーが働くだけで倒れることができる能力をもつ、自分の姿勢や位置を変える可能性をもつ、つまり、動きの能力が高いということになるのではないだろうか。

一度立ったら倒れることができず、一度ある点に位置を占めたら別の場所に移ることができなかったら、動物として生きることはできない。移動性こそ人間の特権である。どっしりそこにあるべき建築物においてさえこのことが問題となり、破壊工学は設計・施工の段階からひとつの条件になり、移動住宅も現実のものとなりつつある。人間にとっての安定と不安定の問題は、動きの問題の中心となるべき重要なことがらであるが、これを単純に対立概念としてとらえたり、「不安定」を否定的にだけとらえることで片づけるべきものではないであろう。

「不安定を創り出す(バランスを崩す)能力は動きのエネルギーを創り出す能力である」と積極的にとらえなければならない。

「一切のものは、ほろびることによって自動的に浄められ、生まれ変わることによって、永遠のみずみずしさをとりもどす。変化し、かろやかにうつろいゆくことは、いいことであり、よろこびである」とある人が言っている。

集中・安定・無・空の境地、解放された肉体とはどういうことかなど、試みる人それぞれに、生卵を立てるというこんな簡単なことで、きわめてさまざまな体験をすることと思う。物の安定と人間の安定には本質的差異があるが、卵が立つ原理は、逆に人間の立ち方の本質を示している。ぜひ、実際にやってほしいことのひとつである。

状態の「差異」を感覚する

全力をつくす、満身の力をこめる、精いっぱい、力いっぱい、などのことばで示される人間の生きる姿勢は、素晴らしく尊く美しいものである。からだの動きによってこれを検討してみたい。運動会などでよく行なわれる綱引きを考えてみる。大勢の若者が盛んな応援のもとに、歯をくいしばり満身の力をこめて綱を自分の方に引こうとする。ところが、なかなか綱はこちらへきてくれない。いったいこれはどうしたことなのだろうか。理由はきわめて簡単明瞭、相手もまた満身の力をこめて反対方向に同じくらいの力で引いているからである。この場合、たとえそこに働くエネルギーの総量がどれほど強大であったとしても、綱一本自由に動かすことができないのである。

動きが成り立つための絶対必要条件はエネルギーの総量ではなくて、同一系の中においての「差異」があることなのである。綱引きにおいては相手の一人がやめても引くことができるし、相手の全部がやめていなくなれば、こちらは一人でも引くことができる。

次のテストはぜひやってみていただきたい。体力測定などでよく行なわれる腕立伏せでの腕屈伸である。テストをやりやすくするために問題の焦点をしぼりたい。腕が肘の所で屈伸される動きが目だつので、この動きを直接成り立たせる筋肉についてだけ検討してみよう。

一般にある関節の動きにおいて主として働く筋肉は、その関節より一つからだの中心に近い部分にある筋肉である。したがって、この動きでは上腕にある筋肉の、いわゆる力こぶをしめす筋肉は肘を屈《ま》げるときに働くものであり、肘を伸ばすときに働く筋肉は反対に外側にある筋である、と解剖学では言っている。上腕にある筋肉は内側と外側に反対の働きをするこの二つの拮抗筋だけなので、検討するのに都合がよい（全身の筋肉の数は多いけれども、このように反対の働きをするふたつが一組になり、それが複雑に組み合わされている）。筋肉は能動的に働く場合は収縮する時で、短くなり太くなり固くなるから、そこにさわっていればすぐわかる。わかりにくい時でも深くもむようにしているとわかるはずである。

さて、まず腕立伏せの姿勢をとり、腕を屈伸させてみる。肘を屈伸させるのであるから上腕の内側の筋か外側の筋が働くことだけは疑う余地はない。はたして屈げる時は内側の筋肉が働くのか、あるいは両側とも働くのか。まず実感を検討してみたい。理論や常識に合わせようとしないで、上腕には絶対ふれないで、自分が素朴に感じたことを素直にことばにしてみる。その答がどうなったとしてもありのままを大切にしないとテストの意味がなくなってしまう。何人かの人が同時にやれば、おそらく答は一致しないであろう。随意筋とよばれる骨格筋、しかも他の動物より数段に進化していると考えられる腕の筋肉、それも、最も簡単な構造であるこの部分でのことである。あまりにも意識の世界における感覚の曖昧さにびっくりすることと思う。はたしてこの答のようにそれぞれの人の筋肉の働き方が異なるのであろうか。この場合の筋肉の働きを理論的にのべてみよう。

解剖学の教科書にどう書いてあったとしても、生きている人間の動きは、まず地球に対しての諸関係によって決定される。最初の姿勢における腕は、腹や頸のうしろ(うなじ)の筋によって保たれたからだが落ちないように支える一種の突っかい棒である。全身は重さという、地球の表面(床)にまで落ちるエネルギーをすでにもっている。

腕を屈げるために内側の筋肉が働く必要は全然ないのである。腕の筋肉の全部が休んでいれば突っかい棒としての働き(骨がまっすぐにつながっている)をとると、自動的に全身が物体として落下し、結果として腕を屈げることができるはずである。そこで、自分では屈げるために必要な内側の筋肉を精いっぱい働かせているつもりでいても、その時は落下の速度をやわらげるために、伸ばす時に働く外側の筋肉が一所懸命ブレーキをかけているのである。

したがって、内側の筋肉が少しでも働けば、それ自体が無駄なエネルギー浪費であるばかりでなく、外側の筋肉はそれだけ危険を防ぐために余計に働かなければならなくなる。

二重の損失である。すなわち、力の強い者は内側の筋肉が多少働いても強引にやってしまうことができるにしても、「弱い者こそ、絶対に内側の筋肉は完全に休ませておかなければならない」ということになる。次に、伸ばす時はどうであろうか。この時は伸ばす時に働くといわれている筋肉、すなわち外側の筋肉が常識どおりに働く。この時も内側の筋肉は全然働かないのがよい。

このように、屈げる時も、伸ばす時も、外側の筋肉だけ働き、内側の筋肉は徹頭徹尾、全然働かないのが合理的であり、その時こそ最も効率のよい良質の仕事を大量にできるということになる。

運動能力が高いということは、その動きに必要な状態の差異を、自分のからだの中に、自由に創り出すことができることである。

ここ数年こんな考え方が私をとらえて放さない。差異ということはあらゆる存在(働き・現象・認識・動き)の前提である。というよりも、差異こそ存在そのものであると言いたいのである。何かについての差異がなければ、どんな現象も起こらない。ある差異があって、その間にあるつながりが生まれると、ある現象が起こる。どんなに複雑多様に見える現象でも、差異のある単純な少数の要素の、差異のある種々のつながり、組合せによって起きている。

たとえば人間の思考作用のもとは脳細胞が興奮するか、抑制されるかのどちらかの状態であるし、人間のからだの動きのもとは筋肉が働く(興奮・緊張・能動的収縮)か、休む(抑制・弛緩・受動的伸展)かのいずれかの状態である。台風の巨大なエネルギーは空気の重さ、すなわち、気圧の差異から生まれるし、からだの動きのエネルギーはからだのもつ重さから生まれる。

からだの動きの場合の筋肉の役割は、重さの働きのきっかけづくりとその調整にあるが、それは前にあげた筋肉の働き方の差異によって、からだの中に、ある状態の差異を創り出し、それによって地球との関係において重さの差を引き出すことによって行なわれるのである。したがって、満身の筋肉に力をこめたら動くことはできない。

さてあなたの場合、感覚的にはこの理論と違っていたとしても、事実としてはどうであろうか。Aが運動し、Bがそれを検討する。Bは両手でAの肩と肘の中間のやや肩に近い所で、上腕の内側と外側の筋肉をもむように探ってみる。はじめから外側がすこし硬い。Aが腕を屈げると外側の緊張がはっきりわかる。内側はほとんど変わらず柔らかいままである。伸ばす時もやはり内側は休んだままらしい。知識や感覚がどうであろうが、この動きに関するかぎり、誰でも特別の訓練をしなくとも、からだ自体が合理的に動くことができることを示してくれる。

この簡単なふたつのテストを通じて、ここに事実として示されたことを全般に拡充し、原理的な表現をしてみると、次のようになる。

最大量の力を出し、最高速度や持久力を求めるためには、それぞれの瞬間には、全身の筋肉のうち、少なくとも半数の筋肉を完全に休ませていなければならない。

この運動の場合は知識・意識・感覚がどうであろうが、からだの事実は、さいわいに休むべき筋肉が休んで合理的な動きができた。しかし、他の動きの場合、必ずしもそのようにいつも具合よくいくとはかぎらない。むしろ、不合理に働く場合が多く、そこに生きたからだの複雑さがあり、高度の技術として追求する必要性も生まれる。

このごろ「リラックス」の重要さを説く人が多くなってきたけれども、休息は仕事をする準備のために休むとか、仕事をしたから疲労回復のために休むとかのように、仕事に対立する概念としてとらえるのは本質的にきわめて不十分である。

仕事それ自体の中に、遊びそれ自体の中に、眠りそれ自体の中に休むということがなければ、仕事も遊びも眠りも成立しない。

リラックスは人間にとって最も重要な概念であり、感覚であり、技術であるといえよう。

（ここでは「休む」ということばを、力を抜く、緊張を解く、ほんのわずかでも緊張することのない、よくほぐれている、という意味を持たせて使った）

人間は猫よりも柔らかい

「猫のように柔らかく」とか、「かもしかのようにすばやく」などの形容は、人間が猫より硬く、かもしかよりも鈍重である、という観念がその背後にあって出てきたことばである。はたして人間は猫より硬いのであろうか。それは、猫が高い所へ楽々と飛び上がったり、高い所から逆さにして落とされても、くるりと身をひるがえして音もなく安全に地上に降り立つ、といったいくつかの動きが強烈に印象づけられるため、すべての動きにおいて、猫のほうが人間よりも数段柔らかいと思い込んでしまったためではなかろうか。

このことは多くの人が人間の出産分娩は他の動物よりも難産であると思い込んでいるのと似ている。なるほど人間における数多くの分娩の中には、母子ともに死へ追い込むほどの難産があることは事実である。そして、その印象の強烈なこと、また、それを伝播し記録することばを人間がもっていることのために、実際はそれほど難産が多くないにもかかわらず、そうした観念をつくり上げてしまったのであろう。妊娠・出産・育児の本を見ても、正常なものについてはわずかなページですませ、大部分を異常なものについやしている。

「人間はことばを持った、そして出産の苦痛を知った」とある人が言っている。私は次のように言いたい。「人間はことばを持った、そして安産の可能性を持った」。ことばを持っているから計画的な教育が可能になるからである。

本題に戻ろう。はたして、人間は猫より硬いのであろうか。それを検討するために、ここで柔らかさの本質を吟味しなければならない。従来の体操では、関節や靱帯の可動範囲が空間的・量的に大きいことを柔軟性があると言っている。

しかし、そのような考え方で、生きている人間の柔らかさの概念を充たしてくれるであろうか。豆腐は柔らかい・こんにゃくは柔らかい・柔らかい布団・柔らかい味・柔らかい雰囲気・頭が柔らかい・柔軟な思考・柔らかい機械……など。人間における柔らかさの問題はあまりにも複雑なようである。「からだの動きの柔らかさ」ということに限定しても、けっしてそれはからだをふたつに折りたたむことや、両脚を一直線に開くといった空間的・量的な関節の可動性だけで解決できてしまうようなものではない。どんな小さな動きにでも、ほとんど動かないでただ立っている・坐っているといったものにさえ、柔らかいと硬いとがあることは明らかである。私は動きの柔らかさを一応次のように定義している。

　からだの一部に生じた状態の変化が、次から次へと順々に伝わってゆく、その伝わり方のなめらかさを柔軟性という。

しかし、これではまだどうにも本質的なものがとらえられないので、次のように情報理論的な考え方をしてみる。

　内部環境あるいは外部環境からある情報（力・刺激）があたえられたとき、それを高い感度で正確に受けとり、それを伝えるべき所へなめらかに速やかに伝え、その間に適当に選択・濾過・制御して、適切に反応（適応）する能力を柔軟性という。

柔軟性を意識のうえで、それも分析の論理でとらえる姿勢になってしまうと、このようにむずかしくなってくるが、素朴な総合的直感によれば、現実の問題として、誰にとっても特別むずかしいものでないところにおもしろさがある。結局は、柔軟心《にゅうなんしん》の柔軟・融通無礙・変幻自在・透明平静・無・空の概念にいたる東洋の直感的思考でとらえる他はないと思っている。

さて、次の動きをやって、猫と比較してみていただきたい。どちらが柔らかいかが、誰にでも直感することができよう。両膝を少し開いて床につき、両手も肩幅で床について四足動物のような姿勢になる。そのときなるべく全身の力を抜いて重さを床に任せるようにする。力をよく抜くことができれば、肩と尻の部分が高く突き出て、その他の部分はぶら下がり、全身が美しい、若々しい自然の曲線を描くはずである。そこで肩・背中・腰・尻などで、自分が生まれてからまだ一度もしたことがないと感じられるような形・動きを、次々に無責任・無秩序でいいから、奔放に百面相のようにつづけてゆく。

意外に動きやすいことに気がつくと思う。特別に練習したことのない人でも、猫より柔らかく自由だという印象を直感することができる。四足動物にとっては曲芸的な直立姿勢を基本姿勢とし、そのうえであらゆる動きをする高度な運動能力をもっている人間が、猫より硬いはずがない。とくに肩胛骨(背中の三角形に近い形のかいがら骨)の周辺は、手をもつ人間だけの高度の柔軟性をもっている。肩胛骨は腕そのものの一部であって、いわゆる肩が張る・こるという人は、この骨に関係する筋肉がほぐれなくなった人である。「肩胛骨の自由さこそ、鎖骨(胸の上、頸の下、ややS字状に曲がった骨、胸郭の肋骨ではなく、やはり腕の骨である）のそれとともに、手をもつ人類の特権である」と言ってよい。猫の肩にさわって比較しながらいろいろ動かしてみていただきたい。そして、人間のほうが猫より柔らかいことを確認し、人間は硬いのだという固定観念を打破してほしいと思う。

人間が人間であることにとって、最も重要な手と脳の土台である肩や頸の柔軟性を失ってしまって、「人間は猫より硬いと思い込む」ことによって、みずからをこの硬さの中に閉じ込めてしまうことは、人類の特権をみずから放棄する自殺行為ではなかろうか。これこそ、人間のつくり上げた「概念」によってみずからを「疎外」するものである。人間のあらゆる働きにおいて、肩や頸（すべて頸と名のつくところをふくむ）に力が入りすぎ・緊張することは、最も大きな障害であり、そこを徹底的にほぐすことによって、文化生活によって疎外された身心の「すこやかさ」を取り戻す手がかりとしたいものである。

肩や頸の柔らかいほぐれの重要さを証明するテストはいろいろあるが、次の簡単なテストをやってみていただきたい。

Aが床の上に腰を下ろし、両脚をそろえて前に伸ばす。手の指先を脚の外側の床に軽く触れて、足先の方へどんどん伸ばしていく。からだの中のどこにも抵抗がなければ胴体は前に屈がり、胸はぴったり脚につき、指先は無限に床の上を遠くへ伸びていくはずである。しかし、誰でもどこかに抵抗が生じて指先の動きは止まってしまう。そのときの指先の位置を踵《かかと》の位置との関係で確かめておく。もうひとつ、からだの中の抵抗は、どこに、どんな性質のものがどんな程度に起きたかを確かめる。Bはその確認に協力する。このときの抵抗はふつう、脚の裏側の筋《すじ》がつれるようで多少の痛みを感ずるであろう。人によっては腰にそれを感ずるかも知れない。

さて、今やったことから全然離れて、Aはどんな姿勢でもよいから(椅子に腰掛ける、床の上にうつぶせる、横に寝る、など)なるべく楽な姿勢になり、Bに肩・頸・頭などをマッサージしてもらう。とくに頭と頸の境い目のところを入念に、ふたりで話し合いながら、気持がよい程度を大切に、手技は慣れた方法で、五分か十分くらいでよい。体操とマッサージの関係は「体操は自分でやるマッサージ、マッサージは人にやってもらう体操」と言ってもよいほど、本質的に共通なものである。ここで再び腰を下ろしてからだを前に屈げる動きをやってみる。さっきよりも驚くほどからだ全体が楽で、しかも指先は遠くまでいくはずである。個人差があるから結果はいろいろだが、人によって三十センチも差が出ることもある。このテストでは、抵抗を感じた部分には直接何の刺激もあたえなかったし、肩や頸にあたえたマッサージも麻痺させるようなものではなかった。それにもかかわらず、前よりも楽で、しかも余計仕事ができたという二重の効果があらわれたのである。これは、全身のそれぞれの部分が皮膚という生きているひとつの袋の中身として、相互に密接不可分の関係にあることを示すと同時に、肩や頸の占める重要な意味を事実として示すものである。

このような単純なテストの結果だけで、それをただちに人間生活全体に適用するのは大胆にすぎるようだが、他のテストも総合して考えると、次のように言ってもよい。

人間のすべての働き(からだの動きにかぎらず、精神的な働きをふくめて)の良否は、肩や頸の柔軟さによって決定される。

これまで、からだの「柔らかさ」とは何なのかについてのべてきたが、体操がからだの動きにおいて、筋肉と骨格(いわゆる運動器)によって起こる外側にあらわれた大雑把な形の変化にのみ注意を向けるのはおかしなことなのである。すなわち、人間の動きを問題にするときは、中身の状態をこそ問題にすべきなのである(中身が同じ状態で動くのは機械の動きであり、機械はそれ故に意味をもつのであるが)。骨や筋肉の内部の微細な変化や、複雑でダイナミックな内臓の動き(脳の中身ももちろん内臓である)、神秘的で具体的でもある体液(血液・組織液・涙……)や体気(呼吸気・皮膚呼吸・発汗・げっぷ・おなら……)の変化・流動にこそ着眼しなければならない。それこそ人間の動きにとって本質的なものというべきであろう。

中身こそ自分である。からだの動きは中身の変化がその本質だ。外側から見えるのはそのあらわれ・結果にすぎない。

第二章　原初生命体の発想

原初生命体感覚からの七つの仮説

一日の仕事を終え、就寝前にほっとして、自分の存在感を確かめるといった経験はだれでもが持っていることと思う。私の場合は、そんなときにはいつも、約三十億年の昔に地球上に最初の生命が発生した状態に自分がなっているような感じを強くもつのである。

最も原初の生命体コアセルベート(アメーバーは現存する生物の中で最も原初的生物であるといわれるが、アメーバーは、ある進化の方向としては高度に進化した生物と考えるべきである)は、未分化なひとつの全体であって、流体的軟体とも、遠くからみた星雲的なものともいえる。皮膚・腕・脚・頭というように分化していないのはもちろん、内臓的軟体ほどにも分化していない。界面がはっきりしていないので、自分と自分でない部分とが明確に分かれていない。いま生きていたと思えば次の瞬間にはもう死んでいる。いま無生物だと思えば次の瞬間には生きものとなっている。いま死んだ自分の一部が次の瞬間には他の部分とひとつのまとまりとなって新しい自分となって生きている。生と死の差異が漠然としていて、生から死へ、死から生への変換がきわめて自由で楽である。それは、奥深くに隠れひそんでいる、気高く神秘的であやしく呪術的なものではない。むしろ明るくおおらかで、優しくさわやかな、親しく懐かしい、生(き・なま)・素(そ・す・もと・しろ)・初(うぶ)な、素朴・素直そのものといった生命体なのである。こういった状態にいる時がいちばん気持がよい。

私にとってこのような、原初生命体コアセルベートと渾然と重なり合って生まれる自分の存在感が、目覚めているときのあらゆる行動の根源的感覚にもなっている。自分自身で納得できる行動ができたときには、この原初生命体と一体となっている、あるいは、それが基盤・母体・背景・根源になっているという実感がある。

アフリカかどこかの土人に、自分らは頭で考えるが、と言ったら、「そりゃ気違いだ、自分らは腹で考える」と言われたという話を何かの本で読んだことがあるが、われわれも生理学・解剖学的な知識がなかったら、この土人のように感ずるのではないだろうか。(私は「土人」を「母なる大地に根を下ろし、それと共に生きる人」と定義し、自分自身そうでありたいと思っている)

日本の武士は自決の方法として、なぜ「切腹」という方法を選んだのであろうか。確実に死ぬことのできる方法は、ほかにもあったはずである。首を吊る・のど(頸動脈)を切る・心臓を突く……、いずれも切腹よりもやさしく、しかも、確実な方法である。切腹は失敗のおそれがあるだけでなく、猛烈な苦痛をともない、即死することはない。にもかかわらず、みずからの意志で他の強制によらず、切腹を自決の方法として選んだ武士の在り方は何を示すのか。

やましいことがない、腹黒くないことを示すために、自分の全存在を腹に実感し、そこ以外には感じられないからこそ、どうしても腹でなければならなかったのであろう。しかも「はらわたかき切って……」というように内臓にこそ命を、心を、自己の全存在を感じていたのであろう。自己の全存在を腹に感じる感じ方と、私のいう原初生命体はどこかでつながっているように思われる。

私は今のところ、人間をあるひとつの明快な理論で統一的にとらえることができないでいるが、これまでにのべてきたような「原初生命体感覚」へのこだわりを捨てることはできない。

以下この章で取り上げる七つの理論はいずれもそこから出発した私自身の仮説である。これらの仮説が私の中で流動して渦をまき、新しい問題が次から次へと生み出されてくることを予感しているのである。

「体液主体説」「体気主体説」「非意識主体説」は「気(き)」という人間の原初存在を探る

営み（「原初生命体説」と呼ぶ）の内容をなすものである。「不快現象説」は、「気(け)」、怪」という感じの現象の中に動きの原初モデルを、「生体DNA構造・機能説」は生体の構造と機能の原初モデルを、「人類進化第三段階説」は、価値観の方向をそれぞれ探る営みである。最後の「唯情報論」は私の素朴な哲学である。

体液主体説――脳は体液のつくった最高の作品である

「からだの主体は、脳ではなく、体液である。脳・神経・骨・筋肉・心臓・肺臓・胃腸……は体液の創り出した道具・機械であり、工場でもあり、住居でもある」

この考え方は、突飛で奇異なものとよく人に言われる。しかし、私にとっては、きわめて自然で素直で当然のことのように思われるのである。「原初生命体」という考え方のひとつの在り方であり、その主要な内容でもあり、あとにふれるDNA構造・機能説とも深くかかわる問題でもある。

三十億年も昔のことである。いろいろな有機物が溶け込んでいる液体的なものが、新しくある複雑な条件を得て、ひとつのまとまりをもつ液滴となった。この液滴は、最初の仕事として自分自身の界面としての膜を創り出したのである。界面をつくって生きもののような状態となった液滴、このような液滴を、オパーリンは「コアセルベート」と呼んだ(このコアセルベートと現在の自分が重なり合い溶け合った状態を、私は「原初生命体」と呼ぶのである)。この状態での中身の液体は、すでに「体液」であり、界面の「膜」は体液の創り出した最初の道具である。

体液が新しく必要とするものを、膜が選んで外側の環境から内側にとり入れ、内側で不要となったものを膜が選んで外側に捨てる。膜の働きは、広い意味での情報(情報・物質・エネルギー。以下、「広義の情報」と記す)の受容・伝送・処理・反応のすべてにわたっているのである。この液滴のまとまりを破壊しようとする広義の情報が現われて近づくと、それを感じとって、まとまりの全体に伝え、それから遠ざかろうとして全体の形を変え、流れの動きによって離れるのである。新しく必要とする好ましい広義の情報が現われると、それを感じとって、まとまりの全体に伝え、それに近づこうとして全体の形を変え、流れの動きによって近づき、それを自分の中に取り込んで一体となる。

このように、今ある人間の狭義の情報の受容・伝送・処理・反応(脳・神経系、感覚器系、ホルモン系……)のすべてを含み、物質の受容・伝送・処理・反応(消化器系・呼吸器系・循環器系……)も、エネルギーの受容・伝送・処理・反応(運動器系・体温調節器系……)もふくむ。生きものとしてのすべての働きを、体液とその界面の膜とで、きわめて驚くべき融通性・可変性・汎用性・多元性・統合性の能力によって、適切に処理しているのである。

コアセルベートは、このようなことをくり返して長い長い時間が経った。界面の膜が受けもつ情報の受容・伝送・処理・反応の能力を、さらに飛躍的に高性能化させる必要から、体液は新しく界面の膜の感覚受容器(目・耳・鼻・舌・皮膚)や、伝送系としての神経、処理系としての脳……というように新しい道具・機械を創り出していったのである。

さらに、安全な工場・住居ともいうべき骨・皮膚……を、物質の代謝(受容・伝送・処理・反応)能力向上のために消化器系・循環器系・呼吸器系を、エネルギーの受容・伝送・処理・反応の能力向上のために筋肉・骨などの運動器系や体温調節器系を、……というように次々に新しい道具・機械を創り出したのである。そして情報処理系としての脳は、人類に至って、極度に大規模なものとなった。体内機械として最高の作品であろうか。

この段階における体内道具・体内機械と呼ぶべきもののすべては、体液がそれみずからの力によって、体液みずからを材料にして、体液みずからの中に創り出したものである。新しく創られた道具・機械は、体液の外側に離れてあるものではなく、体液と一体のまるごと全体の道具・機械である。すべての道具・機械は体液に包まれ浸され、その中に体液が滲《にじ》みこんで満たされていなければ、その働きは停止する。体液自体もそのような在り方しか存在のしようがなく、道具・機械もまた体液のひとつの存在様式なのだ、という在り方である。

死体解剖学で実質と思い込んでいるものは、もともとその主体であった体液がすでになくなり、道具・機械としての働きのまったくなくなった容れものや管の残骸・スクラップなのである。このような死体解剖学や、乾いた標本からの知識が、どれだけ生きているからだについての感覚を歪めてしまったことか。

次の段階として、人類はその界面の外側の離れた所に、まったく新しい型の体外道具・機械を創りはじめた。今のところ、コンピューターがその最後に創った最先端の体外機械であろうか。これらの材料は、体液から直接提供されたものではなく、体液とは直接のつながりをもってはいない。しかし機能的には、体液の機能の延長線上にあり、その機能の一部を採り出して拡大し、高性能化したものである。

以上のような考え方の流れの中で、脳の占める位置を確認してみたい。もし、からだにおいて脳が主人(主体)で、その他のものがその指令によって働くべきもの、という考え方をするとどういうことになるであろうか。体液によって後から創られたものほど高級で上位を占め主体となるのだということになる。これを推し進めていくと、人間が体外に最後に創った機械、コンピューターが主体で人間はその指令を受けて働くもの、ということになりかねない。体外機械のことは別としても、体内道具・体内機械は、そのすべてがいずれも体液の存在様式のひとつであって、どれが主人でどれが奴隷という関係ではなく、ただその役割が違うだけで、全部がまるごと体液であって主体なのである。

大脳という部分を取り去った脊髄動物でも生きることが可能である事実や、生体から取り出されたある組織が適当な体液的な溶液の中で生きつづける事実はあっても、体液を取り去った生きものは絶対に存在し得ないのである。

「皮膚という原初的な脳、今は外側の脳ともいうべき生きているひとつの袋、この袋の中に体液という生きものがいっぱい、その体液にとっぷりつかって生きているのが筋肉・骨・脳・内臓……、この多重構造の生きもの全体が自分なのである」

この考え方にも、人間のからだは「固体的ではなくて液体的である」と主張したい私のからだの実感がその底にあるのである。

さて、ここで固体・液体・気体などの概念を整理してみよう。

物理学では、「物質がとり得る集合状態に固体・液体・気体の三種があり、それを物質の三状態という。また、相の概念の立場からは、固相・液相・気相とも呼ばれている。第四の状態としてプラズマ状態をあげる」と概括している。これは純粋物質における理論である。したがって、生きもののからだの基礎理論としては不充分であって、どうしてもコロイド学の立場を基礎としなければならない。

コロイド学では「ふつうの顕微鏡では認められないが、原子あるいは低分子よりは大きい粒子として、物質が分散しているとき、コロイド状態にあるといい、その分散系を、あるときには分散相だけを、コロイドまたは膠質という」という。また、「最もふつうのコロイドは液体を分散媒とするもので、これをゾルまたはコロイド溶液といい、条件によってジェリー状に固化したものをゲルという」といっている。

専門的なことは別として、コロイドは物質の種類ではなく、物質の状態をあらわす概念として用いられていることと、生物体を構成している諸物質の大部分はコロイド状態である、ということに注意しなければならない。

ゲルの例としては、固まった寒天やゼラチン・豆腐・こんにゃくなどがあるが、この場合の分散媒は液体で、コロイド粒子が、網状または蜂の巣状の構造となった固相の骨組の間隙に含まれている。人間の骨もこのゲルの状態なのであって、いわゆる固体ではないことに注意したい。

ゾルとは液体を分散媒とするコロイドをいい、広義には、気体を分散媒とするもの、すなわちエアーゾルもゾルに含める。したがって人間のからだのいろいろな部分は、ゲル・ゾル、エアーゾルの三つの状態にあることが理解できる。

このように、人間のからだは大部分が液体的なものなのであって、固体と思っている骨も、自分とは関係なく外にある乾いた標本の骨は論外として、自分のからだの中にある骨は、その外側が体液に浸っているのはもちろん、骨自体の内側の組織も体液によって満たされ、その体液と一緒にまとめて骨なのである。自分のからだの中の生きている骨に、この体液を感じることができないのはいったいなぜであろうか。

もともと、体外道具・機械は必要なときだけ使って、必要がなくなった時には放すものである。体内道具・機械についても、このことは同じで、必要な時だけそのつど新しく、体液が骨や筋肉となってあらわれ、必要がなくなった時は、もとの体液に吸収されてしまう、というのが原初の在り方であろう。感覚的に言うならば、あらゆる動きにとって、体液が骨や筋肉となる必要性を感じない、というような在り方が好ましいのではないかと考えるのである。別の言い方をするならば、人間は、もともと、骨や筋肉・内臓の休んでいる状態が、基本状態ではないのか、と言いたいのである。人間という生きものの動きは、骨や筋肉に頼りすぎて動くようになってしまった、異常で奇形的なものではないのか。少なくとも、意識的に筋肉を使うというような在り方は、まったく異常な在り方ではないか、と思う。骨や筋肉をもったままの自分のからだの動きにおいて、原初生命体の体液的な動きの感覚を実感すべく特別の練習をしなければならない時期に、人類は来てしまっていると思うのである。

私は、今の自分を構成している、すでに分化・特殊化してしまっている何十兆何百兆の細胞のひとつひとつが、コアセルベート、すなわちまだ単細胞生物とさえ呼べない、未分化全体の命の在り方を思い出してほしいと願う。そして、その全体のまとまりである、まるごと全体の自分も、大きなたったひとつの原初生命体でありたいと願うのである。

この渾然一体の茫漠としてとらえようのない、どろどろふわふわした、たったひとつのまるごとの全体で、すべてのことに当り、臨機応変・適切明快に変化対応する在り方に、強くひかれ、烈しく憧れる。そして、現在の自分の中にも、このような在り方が、そっくり残っているのではないかと考え、この未分化全体の在り方をさらに発展させることができるのではないかと感ずるのである。

情報の受容・伝送・処理・反応の働きを主な役割とする脳神経系・感覚器系について言うならば、系統発生の立場からも、個体発生の立場からも、現在分化している感覚受容器(視・聴・嗅・味・触)のすべてが、皮膚粘膜系のものであり、皮膚が脳の原初形態だということは明らかである。また、皮膚に五感以外の感覚受容器の存在することも発見されつつあり、さらに、今はまだ発見されないミクロな受容器が数多く発見される可能性も充分予想されるのである。

人間は、五官のような、はっきり分化・特殊化されたマクロな感覚受容器があるために、かえってそれを感覚受容器のすべてだと思い込み、それ以外の存在を無視してしまったのである。今まで発見されている感覚と、今はまだ発見されていない数多くの感覚とが、複雑な有機的関連の中で働いているのが、現実の自分の中の働きの実態であることを忘れてはならない。さらに、皮膚・粘膜系以外の全身のすべての組織・細胞にも、それぞれの在り方をする原初的脳の存在することも否定することができない。

呼吸という働きに焦点をしぼって考えるならば、外表界面(皮膚)呼吸から内表界面(粘膜)呼吸へ、消化管呼吸→鰓(えら)呼吸→気管呼吸→肺呼吸ということになる。しかし、注意しなければならないことは、分化・特殊化することによって原初の働きがすべて無くなってしまったということではないこと。現在の人類においても、肺呼吸だけが呼吸のすべてではなく、依然として、あらゆる部分の皮膚や粘膜で呼吸作用を行なっているということである。

おもしろいことに、私の場合は、肺による呼吸(外呼吸)の働きを充分に行なおうとする時、次のような在り方をしていることに気がつくのである。肺で外呼吸をするという科学的事実を無視して、からだの外表界面(皮膚)の全部のすべての穴や管をあけて、空気を呼吸する感じで行なう。からだの中のすべての細胞の間をあけて、そこへ直接空気が出入りできるようにして、呼吸する。内呼吸（組織呼吸）を行なうための血管を、その事実としての働き方を無視して、感覚的には、通りがよくなるように血管をひろげて、血管の中に直接空気が出入りできるようにして呼吸する。外呼吸を行なう気管・肺を全然無視し、消化管（食道・胃・小腸・大腸・肛門）だけが呼吸器だと感じて、消化管でたっぷり呼吸する。

このように、分化・特殊化された機能にこだわらずに、というよりはまったく無視して、原初の在り方の感覚をイメージするやり方のほうが、現在、分化・特殊化されている器管（官）の機能を最高に発揮する方法となっているのである。この原理は、すべての人間の働きに通ずるものであろう。

死体解剖によって、手で触れ目で見ることができないもの、形や大きさ・重さとして計量できないもの、ありとあらゆる測定機械を駆使し、さまざまな分析的方法を用いてもなおかつ認識し得ないもの、……そこにほんとうに何もないと即断できるものなのであろうか。中国の鍼麻酔手術の驚異的な事実や、古くからの鍼・灸による治療の実績は、現代西欧医学体系の理論によって説明できないからといって、無視することはできない。中国医学における「経絡」とはいったい何なのか、つぼ（壺）とは何か。

現在の人類である私が、原初生命体を求める営みは、原初に戻ろうとすることではなく、これからの人類の在り方を求める営みである。このような原初生命体の考え方は、原初生命体的感覚でなければとらえることができないのかも知れない。

体気主体説――人間のからだには「気」が流れている

「生きもののからだの動きは、もともと、液体的なものの流れ・気体的なものの流れとしてとらえなければ、どうにもならないのではないか」

私がこのように考えるのはからだを構成している物質の状態が液体的であるという事実もあるが、動きの可能性を拡大するためにそうでなければならないと思っている。動きの可能性を飛躍的に拡大しようとするときは、「自分のからだは気体的なものが主体である」という感じ方が重要なものとなってくる。物理的事実としては、からだの中にある気体的なものの量は少ないが、感覚としての気体、イメージとしての気体のもつ意味と、呼吸のもつ重大性をあわせ考えると、「体気主体説」「エアーゾル主体説」と呼びたい気がするのである。

文化や文明の度合がどのようであっても、その類型には違いがあっても、人間の社会には酒と煙草というものが必ず存在している。どのような法律がつくられても、どのような教育がなされても、まったく無くなるということはないだろうと思う。

第2章 原初生命体の発想

さて、煙のまったく出ない煙草があったとしたらどうであろうか。おそらく味気ないものとなってしまい、これはすでに煙草とはいえないだろう。酒や麻薬にしても、それを飲んだ後の、自分のからだやこころの固定された枠が外されて、煙や霧のように解放される感じがなかったら、どうだろうか。いい湯だな！という湯から煙を全く取り去ったとしたら、どうであろうか。

このように、あらゆる人間に理屈を超えた強い魅力をもつ、煙や霧のようなもの、これがエアーゾルである。今ある古い自分の枠が煙や霧のように拡散してしまい、そこに新しい自分が誕生する……。そのような願いが、呪術的な底知れない強さをもって、イメージによって追求する営みが、体気主体説だといってもよい。

「体気」とは「からだを構成している生きている気体」という意味で、現実のものである呼吸器系の気体に限らず、からだの中身が、現実を超えて、霧・煙・超微粉体・ジェット・プラズマ……である。さまざまな条件における、あらゆる気体的なもの、生きものエアーゾル、それがからだの主体である。そんなイメージを貪欲に探っていく。このような営みの中で、気がついてみると、体気が「気」(き・け)につながり、気(き・け)が「鬼」(き)につながり、「無・空」「神」にと……はてしなくつながっていく。そして、その中から、新しい人間像が、自分の中に実感されてくるように思えるのである。

それは、抽象的・観念的概念としての「無・空」ではなく、具体的な、自然の分身である自分自身、そのからだの中身の在り方としての「無・空」なのである。あくまで具体的なからだの中身の在り方としての「無・空」を探検する営みが「体気主体説」である。それはそのまま、からだの中身の具体的な実感による「気」の把握である。そうするより他には、「無・空」も「気」も、「生気」あるものとはなり得ないと「本気」で考えている。したがって、「体気主体説」はやがて「気主体説」となり「唯気論」となっていくような気がしている。

非意識主体説──眠りの状態が生きものの基本状態である

「こころの主体は意識ではなく、非意識の自己の総体である。意識・意志……は、その非意識の創り出した道具であり機械である」

この考え方は、からだの動きを探っている過程の中で、私のからだが提起する問題に対する試みの解答といってもよい。

意識・意志・理性……は、いわゆる「こころ」と呼ばれるものの主体ではなく、したがって指令を発して他に命令を下すものではなく、非意識の自己の総体(原初生命体)が主体であって、その主体が意識を創りだし、それを使い利用するのである。したがって、行動が阻止されて意識・意志と呼ばれるような働きを必要とする時だけ、そのような働きが現われるので、意識・意志というものがあるのではなく、そのような働きがあるだけである。その役割が意識する・記憶する……というような働きであるために、意識の世界というものが存在し、意識が主体であるかのように、思われがちなのである。

意識調査、意識が高い(低い)……などのことばが多く使われているが、これらの場合、意識の概念に或る特有の語感をもたせて使っている。いずれにしても、人間の行動にとって意識が決定的に重要だ、という前提があり、そのことに何の疑いももっていないようだ。ことばをかえて言うならば、無意識に行動するのは下で、意識的に判断し行動するのが上である、という考えであるらしい。

私は、できるだけ広い範囲のことについて、なるべく反射的に行動することができ、反射的に行動することができないことは、ほんのわずかなことだけで、そのわずかなことについてだけ、意識的に判断をする、それもやがて反射的に行動できるようになり、意識的判断という働きは、次の事柄のために、いつも休んで待機している、といった在り方がよいと思っている。そして、そのようであることが、最高度の意識の働きを生みだす在り方であって、最高度の筋肉の働きを生みだすためには、なるべく筋肉は休んでいて、重さを動きの主動力とするのがよい、という考え方と同じである。したがって、意識的に意識調査を行なった結果によって、人間の行動を予測することは、不可能ではないかと思うのである。そのことに当っての行動は、その時新しく生まれて、選択され決定され行動するからである。

無意識・下意識・前意識・潜在意識・深層心理……などの概念があるが、いずれも私の実感が納得してくれない。無意識ということばは、意識が有るのが正常で、それが無い異常な在り方という感が強いし、下意識は意識の下にある意識で、深層や潜在と同じく、下の深い所に潜っていて覆い隠されている特殊な意識の存在形態(様式)という感が強い。前意識も意識は正常な高い意味をもつが、まだそれまで発達しない前の未熟な価値の低い意識ということであろうか。いずれにしてもこれらのことばは、意識の世界の問題に限られていて、その中の二分法的発想であるように思う。

私は、意識的自己というのは、生きものにとってむしろ特殊な存在状態であって、非意識的自己とは、その特殊な意識的自己という状態を除いたきわめて広いすべてを含んだものので、特別に下とか前とか深い所とかに限定されるものではなく、自分という存在状態にとって、いつでもどこでも遍満して在るというべきものだと考えている。意識はこの非意識的自己が必要とするとき、いつでもみずからの力により、みずからの中に創り出し、必要がなくなった時には再び非意識的自己の総体の中に吸収されるもので、意識は非意識的自己のひとつの存在様式と考えるべきだと思う。実際には意識という働きの必要性が絶えず起こっては消え、消えては起こるので、一定の意識というものが存在しているように、意識の状態にある非意識が意識するだけのことであろう。このように、意識という在り方で働いている時でも、それ以上に圧倒的に多くの働きを、非意識のままで働いているのである。生きものはもともと眠っているときのほうが基本状態ではないのか、ということになる。そして、人間という生きものは、目覚めている時間が、意識が働いている時間が多すぎるようになってしまった生きものではないのか。生きものとして変態的な異常な生き方になってしまったのではないのか。眠っている時間を、意識が働かないでいられる時間を、もっと多くもつべき方向へ転換すべき時期に来ているのではないのか……、そんなふうに考えるのである。

「意識を捨ててやらねば駄目だ」「無意識でなければそれはできない」というようなことを言う時がある。このような時、意識というものがまるで自分の敵であるかのように聞こえる。しかし、これは意識としての在り方がそのことをするに当って不適当であったにすぎない。意識というものは、非意識的自己の総体の創り出した道具・機械であると同時に、非意識的自己そのものの働きとしてのひとつの在り方である、と一元的に考えるならば、意識を捨てるとか、無意識でなければとか、ことさらに意識するのは馬鹿げたことである。こころの主体である非意識的自己の総体に任せることによって、最適最高の意識の在り方が、自然に生まれると考えるのである。

生気、気力、気分、気がする、気にくわない、ものの気(け)、気配、味気ない……。腹の虫がおさまらない、虫が好かない、虫酸(唾)が走る……。ピンとこない(くる)、膚が合わない(合う)、うまが合わない(合う)、後味、納得……。このような気(き・け)とか虫とかなどのことばは、みんな「原初生命体の情報」と深いかかわりがあるものと思う。そして、「非意識」とは「気」であり、「体液」「体気」も「気」であり、同じ「気」を違うことばでとらえたものである。この「気」が「からだ」「こころ」の正体ではないだろうか。(原初ということばは、必ずしも、時間的に「初め」という意味や「前・昔」「始発点」という意味で使っているわけではなく、また、空間的に特定の部分にあるということでもない。何か、自己や時間・空間を超えて、宇宙に遍満しているというような感じがする)

生体DNA構造・機能説――人間のからだが左右対称的であるわけ

「わかること」と「あいていること」

「ことばではわかるが、からだではわからない」――よくこんなことばを聞くことがある。私は、「からだでわからなくて、ことばでわかるというわかり方は、いったいどんなわかり方なのか」と問いたい。そんなわかり方はないはずだと思うからだ。

わかるということは、分けるということであり、分けることができるようになった時に「わかった」という。そのものがそれ以外のものと区別できるようになったことである。これは存在・認識・情報の本質である。分けることができたら、それとそれでないものとの関係をはっきりつきとめる。それができた時に「よくわかった」という。ついで、いったん分けたそのものの中をさらに分け、そのものでないものもさらに分ける、という作業がつづいて行なわれる。さらにその新しい関係をきわめる作業が……というように無限に行なわれていく。わかるという文字――「分・解・判・別」これらの文字をからだで味わうことが「わかってくる実感」というものであろう。頭の中をどのように分けられるだろうか、腰の中を、踵の骨の中を……微小な動きでやってみる。「分ける」という作業の実感のないところで「わかる・わからない」ということばを簡単に、粗雑に使ってはいけない。

さらに、分けるためには「空ける」ということがなければならない。「空ける・開ける・明ける」、そして「あいている」ことは、すべてのもの、こと、が生まれる可能性の前提条件である。「からだが空いている・手が空いている・時間が空いている・席が空いている……」「窓を明ける……、夜が明ける」と、「あける・あいている」ことは、新しい可能性の前提であることがわかる。

「あける・あいている」と「わける・わかる・わかれている」がこれから述べる私の生体DNA構造・機能説の基本的考えである。

生命の謎を解くために、もっとも重要な手がかりとして、一九五三年に発表されたという、生物学者ワトソンと物理学者クリックによる「DNA二重ラセン(螺旋)構造模型」があることはよく知られている。DNAはデオキシリボ核酸の略で、その第一の役割は遺伝情報の伝達機構としてである。

生体高分子は合成高分子と比較したとき、情報高分子と呼ばれ、とくにDNAは情報保存のための高分子、酵素は情報処理のための高分子といわれる。(高分子は基本的な化合物の重合体で、数百万という多くの分子数をもつ)

いずれにしてもDNAがこのような役割を果たし得るためには、二重ラセン構造が必要不可欠の条件である。この構造(分子配列・分子結合)は物理的にも化学的にも非常に耐性が強い。この構造をもち、この構造のゆえに、同じものを合成することのできる核酸の分子は、多くの情報を録音できるテープレコーダーのテープのようなものである。糖とリン酸がくり返し配列され結合されてできている高分子の二本の鎖がテープの土台であり、その間をつなぐ四種の塩基の配列結合(橋)が、録音されている言葉(情報)にあたるわけである。

このいわば梯子《はしご》状に見えるものが、ラセン状によじれることによって、テープのリールの機能(もつれることを防ぐ……など)を生みだすという、最高に効率のよい構造になっているのである。

ほとんど無数といってよい全身の細胞、その一つ一つの細胞の中の核、その核の中の染色体、その染色体の中にある核酸、その核酸がこのDNAである。これこそが個が個であるために、自分が自分であるために、そしてさらに個を越えた生命、子孫を得るために必須のものなのである。

```
―S―P―S―P―S―P―S―
 |    |    |    |
 A    T    G    T
 …    …    …    …
 T    A    C    A
 |    |    |    |
―S―P―S―P―S―P―S―
```

この生きものにとって最も大切なDNAの構造が、生きもの全体の構造と無関係であるはずがない。このような素朴な考え方から、機能(とくに情報)の問題も含めて、微視的なDNAの構造と巨視的な人間のからだの構造とを、関連させて考えたのが、私の生体DNA構造・機能説である。

人間のからだは左と右の二本の柔らかい管が、お互いの間に空いた空間をもちながら、有機的につながり合って新しい一本の管となる(新しくできた一本の管のまん中は空気の丸い柱・真空の丸い柱であることが基本)。このDNA構造・機能説の考え方の場合においても、管の本質は入口と出口が開いていること、通り路・流れ路・伝わり路が空いていることである。空いていることが管の本質であって、自分の外界の現実に見る鉄管・ゴム管などにおける鉄・ゴムなどは、管にとって本質ではない。道路はつづいて空いていることが本質であって、両側のコンクリートや柵は本質ではない。素粒子の加速器や電子顕微鏡の電子ビームの路のあり方をさらに超えて、界面のない「空いているみち」だけの管を感じたいのである。

からだの解放という場合の解放の本質は、この「あいている・分ける」ということであって、この二つのことばを一つにするなら、それは東北地方のことば「ほろぐ」になるのであろうか。このことばには「解放・選択・認識・新しく存在させる」という働きがふくまれているのである。

●からだの中に「空いているみち」を「空いているところ」を、大胆にイメージして、いろいろな動きを試みる。

●もう一人の自分が外に出て、上から、頭の天辺《てっぺん》を通してからだの中を下に見てゆく。まっすぐに立っていれば、そして、からだが空気の丸い柱(真空の丸い柱)であれば、足の裏を通り地球の中心が見える。

●「おしっこ」が出たくてたまらない時の実感は解放(空いている・分ける)の逆で、可能性の最も少ない状態の適例である。通じを塞いでいる状態である。これを「おしっこ出たい型」とよんでいる。便秘(糞詰り)、鼻詰り・息が詰まる……これらは通じのよいの反対「詰まる」の実感をつかみやすい。

●がまんの末、おしっこをすませた後の「何と爽やかなことよ、おお生きている」という実感、これが解放の実感の適例である。

DNA構造と人間のからだ

(1)骨格・内臓・脳神経その他、からだの構造のすべては、もともと正中面に関して対称的である。一つだけの鼻・心臓・脊柱……など、これらも一個の中においてやはり対称的である。このことは宇宙に存在する無数の星が、その存在形式としての基本を、関係し合っている二つの星においているということとも、深い関連があるように思えて興味深い。

人間のからだは、右脚―右胴体―右腕―(右顔)―左脳というある程度の生きものとしての独立性をもった一つのつながりと、左脚―左胴体―左腕―(左顔)―右脳というある程度の生きものとしての独立性をもった一つのつながりとが、二つ相寄ってさらにつながり合っているのである。その二つの接合面が正中面で、現在は対称的な位置にない一組の器官や、一つだけで正中面にない器官は、もともとすべて対称的な位置にあったか正中面にあったものが、いろいろの理由で現在の位置に移動していったものと考えられる。

生体の左右の半身の関係には、半身不随とか片側(半側)発汗とか、ある程度の独立性を感じさせる現象が多いが、前後の場合には、前半身・後半身という使い方には無理がある。上半身・下半身は他の動物の前半身・後半身にあたる。

(2) 生体の全体としてはラセン構造特有の縒《よ》りが見られないのが、DNAとの大きな違いである。これはDNAが情報保存を主たる役割とするために、すでに縒られた形を基本形とするのに対し、生体は縒りのない状態を基本形とし、いつでも自由に新しい縒りの状態を選択して創り出すことにより、生体に必要なあらゆる動きを生み出そうとするためであろう。

縒り(より・ひねり)はあらゆる生体の動きを創り出すのに不可欠の条件であるから、すでに縒られてしまっていては新しい可能性が少なくなってしまう。この意味で、生体における縒りのあり方は、もっと追求されるべき重要問題であろう。

(3) ものがまとまる、存在するということにとって、縒・旋・回・転・捻……などのもつ本質的意味は、巨視的な天体のあり方から微視的な素粒子の特性までを含めて、きわめて大きな問題である。したがって、そのことの基準となる軸・中心・面・方向……などの意味も改めて検討しなければならないと思う。すねる・ひねくれる……など、精神的なものを含んだことがらも、個が個の存在を主張する自然の傾向といえよう。

(4) 脊柱のまん中が脊髄腔として空いていて脊髄液で満たされていたり、目・耳・鼻の穴……など、脳・肺・腎臓……などが左右に離れて配置され、その中間が空いているなど、DNAの構造と相似性が強く、神経交叉の存在はラセン構造の名残と考えられる。

(5) DNAラセン構造の二本の鎖の間が空いていることは重要な意味があり、生体においても正中面付近が、詰まっている感じ・固まった感じ・乾いた感じ……などの時はよい動きが生まれない。額にたてじわを寄せていたり、息をつめて胸のまん中をしめつけていたりしてはいけない。肩に力を入れていてはいけない、という時の肩は、左右の肩胛骨の間が空いていないことの現われである。正中面付近が乾いて縮まった感じであってはいけないということは、潤いのある器官が正中面付近に配列されている事実と無関係ではない。

(6)DNAの情報保存や、伝令RNA・転移RNAが、それぞれの役割を果たすうえにおいて、最も重要な情報は、DNAの二本の鎖をつないでいる部分(橋)にある。生体においてもこれと同じく、左と右の二つの半身のつながりの部分のあり方如何によって、いろいろな動きの種類が生まれてくる。動きの能力を高めるためには、その部分の状態を、その時の動きにとって最適な状態にすることのできる能力が要求される。その基本練習がまずそこを空ける練習なのである。

(7)DNAやRNAにとって、情報としては橋の部分により重要性があるが、構造としては鎖の部分がより基本である。生体においても、動きの種類・質にとっては右と左の半身のつながりのあり方が大切であり、その動きの支えとしては土台(地球あるいはその延長に接する所)から末端への、強靱なつながりとなめらかな動き(エネルギー)のつたわりが大切であるということになる。

(8)全身を次のようなイメージで感じとる方がよい場合も多い。

「全身が一本のまるい柔らかい管のようで、たてに太い・まるい空気の柱(真空の柱)が空いていて、その中の圧力が自由に変化する……」

よりよい動きの条件

(1)から(8)項までを整理してみるとよりよい動きの条件とは次の三つの条件となる。

(1)における右あるいは左のそれぞれの半身がある程度の独立性を持ち、必要に応じてお互いにスイッチ能力があること。

(7)における右あるいは左のそれぞれの半身の土台から末端への動き(エネルギー)の伝わり方がなめらかで、その伝わり速度などの制御能力があること。

(6)の左半身と右半身とをつなぐ部分にゆとりがあり、空いていて融通性・交換性・スイッチ能力があること。

以上三つの条件がよりよい動きにとっての必要条件である。これに反して、右と左がお互いに固着して独立性がなく、土台から末端への伝わりが悪くてつかえたりした時、ぎごちない動きになってしまう。もともと左と右の半身は、交互にその役割を交替して働くことによって、有機的協同作業をしているのであるが、これを歩くことを例にして考えてみよう。

休憩・解放・休みの状態の中で前に振り出された左脚が、歩く仕事の主要部分すなわち、地球に接して体重を地球に伝え、その反作用としてのエネルギーを地球からもらい受けるという作業を始め、そのエネルギー(動き)が左脚→左胴→左腕と伝わってゆき、それが腕に達する頃に、右半身の脚→胴体→腕の動きが始まる。結果的にみて、左半身の仕事が終りに近づき末端の左腕が前に振られる頃に、前に振り出された右脚が地球に接して体重を地球に伝える仕事を始めようとしているので、左腕と右脚が前方に振り出された形になる。

また、歩く時の動きの伝わり方、エネルギーの通り路については、これと違った感じ方・考え方もできる。すなわち、地球に接した左脚の足の裏から始まって、左脚を上の方に伝わり、左股関節を通って骨盤の中を通り、右股関節を経て右脚を下の方に伝わり、右足の裏に抜ける。(右脚に伝わっている時が右脚が振り出されている時である)つぎに振り出された右脚が地球に接する時から、この逆の通り路の伝わりが始まるのである。

これはひとつの例であって、その時の条件によって、「物理学的事実」にこだわらないで、その時の自分にとってのよりよい感じ方、考え方を発見していくことが、実際問題として大切になる。

柔道・剣道・フェンシング・ボクシングなど、あるいは労働(農・工・漁……)の構えや動きには、外側から形だけ見た場合、左あるいは右半身の脚と腕が同時同方向にあるのが基本であることが多い。しかしこの場合、先にあげた三つの条件があれば、ぎごちない動きではない。歩・走・跳などの動きにおいても、この条件があれば外側の形がどうなっていても何のさしつかえもない。日本の伝統芸能にはそのような動きや、さらに伝わりを消した高度の動きが基本となり、それが随所に見られる。

また、左半身の脚と腕、右半身の脚と腕、いわゆる四本の足の動きの相互の有機的関係は、歩くことを例にとっても、左脚と右腕が同時同方向に振られさえすればよい、というような簡単なものではない。意識的に左脚と右腕を同時同方向に一緒に振って歩いてみれば、意外にも違和感のあることに気がつく。四足獣のような四つ足の歩(走)やあおむけ四つ足の歩走を、いろいろな方向にしてみると、さらに問題の複雑さがわかる。

不快現象説――人間のからだがもし半透明であったら……

不快動物の形と動き

ナメクジ・イモムシ・ケムシ・ウジムシ・ミミズ・ヒル・ゲジゲジ・ゴキブリ・トカゲ・ヘビ・クモ……。このような動物に出会うと、ものすごい悲鳴をあげて跳び上がる人がいる。日本に住むこれらの動物は、概してそれほど不潔ではないし、かみついたり、はげしい毒をもっているわけでもない。ゲジゲジが頭の上を這うと毛が抜けるとか、ミミズに小便をかけるとどうとかなるなど、まったくの迷信であるとわかっていても、また、これらの動物のあるものは他の害虫を食べてくれる益虫であることを知っていても、やっぱり気味が悪いのである。われわれの周囲には、このように理屈がどうあろうとそんなことには関係なしに、人に嫌われたり気味悪がられたりする動物がたくさんいる。こういうような動物を不快動物というのである。

人によって、目の前にその動物がいなくとも、たんにその動物の名前を文字や音声のことばとして接しただけで、顔色を変えて逃げ出すこともめずらしくない。このことは第二信号系「ことば」が、人間の行動を強く支配するエネルギーをもつことの具体的な好例であり、また意識の世界の理論を超えた、非意識の世界の、いわゆる「生理的に」のことばで表わされるある「感じ」が、人間にとってきわめて強烈なエネルギーをもつことを示している。

不快動物の形や動きを見てみると、何か共通するものがある。からだがニョロニョロと長い・足がたくさんあるか逆にまったくない・全身に毛が密生しているか逆にまったくなくて表面がヌルヌルしている……など。ズルズルゴソゴソ這いまわったり、ヌルヌルザワザワうごめいたり……など。

一般にそのものの界面(輪郭)の不明瞭であること、身長・体重・胸囲などが測れない感じ、足や毛の数が数えられない感じ、動きのメカニズムが理解できない感じ、次の瞬間どう変化するかが予測できない感じ、……このような「計測不能・推測不能・予測不能」というようなことに対して、気味悪いという不快感が起こり、それを避ける行動を起こさせるようである。生きものとしてもつ、生きることを脅かすものへの防衛反応といえよう。

不快動物の気味悪さをこのように解釈してみたが、理屈を超えたこの強烈な不快感とエネルギーは、もっと別な深い所にその原因があるように思えてならない。呪術(呪詛)的な感じをふくむこの執拗なおぞましさを、次のように寓話的に考えてみたい。

調理台の上にナメクジがはいまわっているのを見つける。ギョッとして立ちすくみ、後ずさりする。つぎの瞬間、ちり紙で取りのぞこうか、塩をかけようか、熱湯をかけて一気に殺してしまおうか……、もう一度ナメクジを見る。すると、ナメクジは、うらめしそうに、ふてくされたように、音のないつぶやきで呪いのことばをはきかける。

「お前たち人間どもは、俺たちを下等な動物と、さげすみ差別して、理由もなしに殺そうとするが、いったいお前たち人間は、自分の脳の形が、色が、動きが、どんなだか知っているのか。お前の筋肉や内臓の形や色や動きはどうなんだ。俺たちと同じじゃないか。あんまり威張るな、ざまあみろ」

この呪いのことばを聞いたとき、今まで最下等な生きものとして、何の疑いもなく蔑視していたナメクジによって、高級な自分が突如ナメクジと同列にこき下ろされてしまった。

しかも、それを否定することのできないもどかしさ、くやしさ。自分のからだの中がすみずみまであばき出され、しかもナメクジと同じだという現実を突きつけられたのだ。

人間は、自分自身をより深くより明確に知りたがる。と同時に、自分のすべてがあからさまにさらけ出されることを嫌い、かつ怖れる。人間は他人に自分をわかってもらいたいと願ったり、似ている仲間を求めたりする。と同時に、自分のすべてを知りつくしている人を避けたり、あまりにも似ているものをひどく嫌ったりする。仲のよい友達同士が同じものを着たり持ったりして楽しむことがある。と同時に、同じものを着たり持ったりしている人を見ただけでそれを二度と身につけなくなることもある。

蜜蜂における個体は、厳密には個体とはいえず、女王蜂を中心とする一つの群が個体であって、常識的に一匹と呼ばれる個体はその群の部分としての一つの組織、一つの器官とみるべきだ、という考え方がある。

人間における個の意味も、本質的にはこの蜜蜂と同じなのではないだろうか。自己は自己であって非自己ではない。と同時に、自己がはたして独立した自己であり得るのか？いずれにしても人類は人類であって他の種ではない。と同時に、地球型生物・炭素系生物として他の動物と共通な仲間である。自分とはっきり違いのあるものは、自分と間違われることはない。非常に似ていて少し違うものは自分とまぎらわしい、しかし自分はどこまでも自分でなければならない。そこで、はっきり違うものよりも、非常に似ていて少し違うものへの拒絶反応は、異常に激しいものとなる。人間の矛盾を含む多重構造は、このようなことから生まれるものではないだろうか。

再び動きの角度から見つめてみよう。この不快動物の動きの中には、ナメクジの呪いのことばのとおり、人間の動きにとって本質的なものが、そっくりそのまま典型的なものとして含まれている。したがって、人間の動きの基本を徹底的に突きとめ、それを現実のものとして示した場合、当然それは不快動物的になる可能性がある。それに対しては、一種の美的快感を感ずるか、あるいは逆におぞましく気味悪い不快感を感ずるであろう。そして、生活の中においていつもそのような動きをもつ人間に対し、素晴らしく魅力的と感ずるか、あるいは逆に不快動物的人間として感ずるか、そしてそれはどんな条件によって左右されるのか、というような興味ある問題も浮かび上がってくる。

不快動物は理屈を超えて不快、と一般に考えられているが、実際には風俗習慣や個人の経験・教養・趣味などによって、大きく左右され多様に変化する。タコが多くの外国人にとって不快動物であったり、ナマコがその味を知ると不快動物でなくなったりする。生物学者や動きの研究をする私のような者にとっては、不快動物という感覚はほとんどなくなり、みんなわが師わが友となってくる。そして、それぞれの素晴らしい動きに、限りない魅力と美しさを感ずるのである。

人間の胎児は蛆虫であった……

「常識的には醜悪感、嫌悪感をもってみられるような、無生物、生物、人間の形・動き・働き……。私はこれを不快現象と呼び、このことを徹底的に追求していこうとしている。かならず新しい美、魅力、合理性が発見されるはずだと信じているからである」

これは私の中で長年つづいている作業のひとつである。「気(き・け)」という非合理の世界の問題に深い関心をもつ私は、「き」は原初生命体、「け」は不快現象、中でも不快動物を、直接の手がかりにすることによってその問題が解けるのではないかと信じている。

私が最も強烈に魅力を感ずるもののひとつは半透明の蛆虫である。外側の膜の変化によって表わされる全体の動きも興味深いが、その膜を透して感じとられる中身の動きの変化の複雑微妙さは、まったく素晴らしく、すさまじく、そして美しい。そのエネルギーに満ちた、呪詛的ともいうべきバイタリティーには、ゾクゾクッと全身が震え沸き立つ。そして、人間のからだの中身の変化もまたこのようであるはずだと思うのである。さて、「半透明」ということは、生きものにとって重要な本質を示しているように思われる。半透明のもつ意味は、まったく透明なものやまったく不透明なものと対比させてみると、そのことの重大さにあらためて驚きを感ずる。東洋とくに日本の文化の全体をつらぬくひとつの原理は、この半透明にあると思えるのだが……。

蛆虫・芋虫・毛虫が、昆虫の変態の卵↓幼虫↓蛹↓成虫というサイクルの中の幼虫であることは誰でも知っているであろう。昆虫の成虫の中で蝶や甲虫や鈴虫など、人びとに愛されるものが多い。そして、生態学的《エコロジー》に考えたとき、昆虫がいなくなったら、自然界における生態系のバランスが崩れ、やがて自然界全体が崩壊してしまうことは明らかなことである。

蛆虫は、昆虫の幼虫の中の無肢型幼虫であるが、一般に人びとから愛されることが少ない。むしろ不快動物とされることが多い。極端な場合には、蛆虫を見ると、理由なしにそれを絶滅しようとするかのような行動に出る人がいる。何という矛盾であろうか。人間の胎児も初期はまさに蛆虫である。自分自身がそうであったからこそ、それをおぞましく感ずるのであろうか。蛆虫は、気味悪いものという先入観を捨て去って素直に接すると、蛆虫は素晴らしく美しく魅力に満ちた生きものなのだが……。

さて、昆虫の変態を俳優の成長過程にたとえてみよう。俳優養成所の生徒や、劇団研究生などを、よく俳優の卵という。別にこの呼び方をむきになって否定しようとするのではない。しかし、私の感覚からすると、どうしても蛆虫なのである。それは、その未熟さを蔑視することからそう感ずるのではない。まさにその逆なのである。

●卵は空気を呼吸したり、光や熱を吸収したりするが、外界の環境から吸収するものはきわめて少ないし、みずから行動することもほとんどない。

●蛹は厚く堅い殻をつくって外界を遮断し、まさに内側だけの閉鎖的生き方の状態である。ある年数を経た俳優がよくこの状態におちいる。このような時期は、感受性がにぶく、ほとんど外界から何ものかを吸収して成長しようとすることが少ない。いわゆるスランプの状態である。

●俳優が蛹の状態から脱皮して、成虫の状態になることは、きわめてめずらしく数少ない。いわゆる名優といわれる状態である。その人がそこにいるだけで美しく魅力があるのである。この段階になると形が整って「さま」になり、ほとんど失敗するということはない。そして特有の魅力でその芸を堪能させてくれる。しかし、新鮮なみずみずしさとか、強烈なバイタリティーとかに欠ける。そして、やがて、消え去るであろうという限界を感じさせられるのである。

●蛆虫は、エネルギー、バイタリティーに満ち、人間の常識からすれば、不潔きわまりない環境に不平を言うこともなく、過密の極限の中で、お互いがひしめき合いうごめき合いながら、まるで窮屈さを感じないかのように、その中から、強烈な貪欲さをもって、口だけでなく全身で、あらゆる栄養・情報を吸収し、もりもりと成長してゆく。なりふりかまわずひたむきに、失敗を恐れず批判にくじけず、あらゆる試行錯誤をくり返し、図太くたくましく成長してゆく。蛆虫を見るたびに私は、若者！そう叫びたくなるのである。私にとって蛆虫は、自分の中でやがて過去のものになるであろう「若さ」に対するあこがれの象徴なのである。私が蛆虫を讃美するのは、このような感じからなのである。

「不快現象」と「魅力」

「魅力」を「人の心を引きつけて迷わすような一種の力である」と一応説明してみる。しかし、何が迷わすような無気味な底知れない力をもつのであろうか。

私の原初意味論遊びのひとつをあげてみよう。

がさがさ、ごそごそ、ざわざわ、ぶつぶつ、どろどろ、ぶよぶよ、じめじめ、じとじと、ぐじゅぐじゅ、ぐちゃぐちゃ、くちゃくちゃ、ぎらぎら、きらきら、てらてら、つるつる、にょろにょろ、ぬるぬる、ぬめぬめ、もやもや、ふわふわ、……。

このようなことばは次から次へと無限に出てくる。どのことばもいろいろな不快現象の中にひそむ、それぞれ特有な感じをもつ「何か」である。このようなことばを、なるべく多くあげてみる。そして、それを整理・検討してみると、不快現象にひそむ「何か」の正体がわかってくるように思われるのである。前にも書いたように、「計測不能・推測不能・予測不能」という「はかり知れない」ということが、浮かび上がってくる。「がさ」とか「どろ」は重ねないとどうもぴったりこない。ふつう二回重ねることが多いが、感じの中では、大きく小さく入りまじって無限につづくのである。

さて、不快現象にひそむこれらのことばによって表わされる「何か」は、そのまま、「関係」の変化によって、魅力現象にひそむ「何か」となる可能性をもつ、と考えるのである。

このような原初意味論遊びを「半透明」ということについてやってみる。快・不快に関係なしに、できるだけ多くの半透明のものやことの実例をあげてみて、それを検討する。ここにも、不快現象と魅力との関係を示す鍵がひそんでいるように思われる。

私は、魅力の「魅」という文字を、いまだ鬼にあらざる鬼、すなわち、子どもの鬼と解釈したり、いまだ鬼という形を現わさない姿なき鬼、と解釈してみたりする。鬼という字を含む文字を、できるだけ多く集めてみる。さらにその文字を含むことばを集めてみる。そしてその一つ一つを検討していくと、大変楽しい。私にとって、鬼は不快現象としてよりも、魅力現象としての存在であることが多い。また、鬼（き）は「気」に通じ、体気主体説などにも深いかかわりをもってくるのである。

人類進化第三段階説——人類は魚類よりも泳ぎがうまい

この説については、進化の概念を明確に規定してからでないと論じられない。明治以来のダーウィンの生物進化論や、スペンサーの社会進化論のような史観に、大きな疑問をもちながらも、その枠を打ち破って自由に発想するところまでいけないことが、何とももどかしく、残念である。混沌から秩序へ、未開野蛮から文明開化へ、農山村から都市へ、というような能率主義の方向だけが進化ではない、ということはわかるのだが、むずかしい問題である。

進化とは、目的論的な方向性をもった変化であり運動である、という考え方をしてみると、それには必然的に価値観が内在しているから、その価値観によって進化の概念は多様な在り方をするということになる。今は、かりに次のような方向を進化と規定してみよう。

より能率的にエネルギーを利用する方向、より変化の多い環境に適応できる方向、一定の環境に最高に適応できる方向、より情報活動能力が高度化していく方向……。

このような方向から動物の進化の歴史を整理してみると次ページの表のようになる。

		構造 全体的	構造 骨	構造 脚	運動形式	機能の全体的特徴		情報能力
第一段階	アメーバー的軟体↓	柔構造↓	無骨(軟体)↓	無足↓腹足↓	泳ぐ・這う↓	未分化・全体性↓	融通性・流動性↓	(検討中)
第二段階	節足動物・脊椎動物↓	剛構造↓	外骨格↓内骨格↓	多足↓六本↓四本↓	泳ぐ・這う・歩く・飛ぶ・走る↓	分化・特殊化・効率化↓	非融通性・固定化・硬直化↓	(検討中)
第三段階	人類↓?	高次柔構造	内骨格	二本↓?	全部の形式 人間－機械系の動き	分化・特殊化・高効率化	融通性・変換性・汎用性 自在性・多元性・統合性 }→創造性	(検討中)

この表でわかるように、人類だけが進化の第三段階に入っている、というのが私の考え方である。人類は未分化全体性の原始段階から、分化・特殊化することによって進化する段階を経て、高次の統合性を獲得することによってさらに進化しつつある。人類のからだはけっして末世的で絶滅直前のものではなく、退化と見えるものも進化のための変化であ

って、人類のからだは進化の極に行きづまったものではなく、未来に豊かな可能性をはらんだ未完成の若者である。大胆に言うならば「ある生物学的種の個体の構造や機能の進化の方向や程度(段階)は、その種の形成する社会の構造や機能の進化の方向や程度に先行し、かつ強い指向性をもつ」と言えよう。人類という生物学的種の形成している現代社会は、分化・特殊化の第二段階で各種の行きづまりを生じている。個体がすでに入っている第三の高次統合化の段階に、社会もやがて入っていかなければならない。

次に、人類だけが第三段階に入っていることの簡単な実例をいくつかあげてみよう。

●人類ほど多様な姿勢をとり得る動物はない。

個体発生の各段階にあらわれるいろいろな姿勢は、成長後もその全部を使うことができる。睡眠姿勢や休息姿勢を考えても、仰向けに寝る・うつぶせに寝る・横に寝る・坐る・腰かける……など、その時の条件によって自由に選択している。他の動物にはこんな多様さをみることはできない。

●運動形式・生息(居住)の形式の多様さ。

泳ぐ・這う・跳ぶ・歩く・走る・飛ぶ・潜る……など、人類だけがこの多様な運動形式を自由に駆使している。さらに、人類の特殊能力として人間 - 機械系の運動がある。すでに汽車・汽船・電車・自動車・飛行機による運動(移動性)は当然のことのようになった。宇宙船による運動もやがてはそうなるであろう。家屋による生活圏の拡大から、今は密閉されたビルに居住することがめずらしくなくなった。と同じく、海洋での潜水生活や地球の引力圏外での生息も当然のことのようになるだろう。

●現在のところ、人間-機械系の獲得の驚異は、人間-道具系の獲得よりも強烈な印象ではあるが、それは生物が水中から陸に上がった歴史から考えると、進化の流れの中における当然の出来事と考えるべきであろう。

●魚は水の中で泳ぐことがうまい。しかしある魚はある一つの泳ぎ方しかできない。人間は腹を下にしても・背中を下にしても・側を下にしても泳ぐことができる。シンクロナイズド・スイミングを考えてみれば、人間が格段の違いをもって、魚よりも泳ぎがうまいと言えよう。

●四つ足動物、たとえば猫の動きは柔らかく自由で器用だという。しかし、猫は前に歩いたり走ったりはうまいけれども、わきへの歩走あるいは後ろへの歩走はきわめて不自由であって、後ずさり程度がやっとである。人間は男女を問わず、物心ついてから、一回も四つ足歩きをしたことのない不器用を自認する人でも、例外なくそれを簡単にやってのける。それどころか、仰向け歩走や、わき腹を下に向けてさえ、どちらの方向へでも自由にできる。これは他の動物から見たら驚異的な器用さ、高度な曲芸であろう。これは猫やゴキブリには絶対に不可能な動きである。人間だけは背と腹が分化しながらも、さらにそのうえに機能的には相互交換が可能なのである。このように人間のからだは、分化・特殊化することによってそれぞれの機能向上の極に向かうと同時に、さらに汎用性をもつ方向にあると言えよう。その代表的なものが手である。

●いわゆる手足をもたないナメクジやヘビなどは這うという形式をとる。しかし仰向けに這うことはできない。常識的には柔らかいが、相互変換性がないのである。人間以外の動物で手足のある動物から手足を取り去ると、ほとんど動くことができない。人間は手や足を使わなくとも、胴体だけで、仰向け・うつぶせ・横ぶせのどれでも、どちらの方向へでも這うことができる。

●クラゲやタコなど軟体動物のからだは確かに柔らかい。しかし、それは水中にいる時だけのものであって、陸に上がったらその機能はほとんど失われてしまう。タコ踊りというけれど、タコが立ったとしたら、骨をもたない悲しさ、立つことに全身の筋肉を使わなければならないから、立った姿勢で他の仕事をする可能性はきわめて少ない。人間だけは素晴らしい内骨格をもっているので、骨が重さを受けてくれ、筋肉は立つこと以外の他の新しい仕事のために使うことができる。どんな姿勢をしていても、それなりに正しい在り方をすれば、重さは骨が受け持ってくれるから、大部分の筋肉は休んでいることができる。したがって、常識的にいう柔らかさという点でも、人間は柔らかいと言える。機能的な意味における柔らかさ、すなわち、汎用性・互換性・融通性などの点から考えたら、まったく問題なく人間のからだは柔らかい。

さてここでは、人間と動物のどちらがすぐれているかを論じているようになった所が多い。しかしこのことはもともと愚論であることを承知のうえでしたことである。なぜならば比較するということは、ある一つの基準によって評価することである。それぞれの動物の種がそれぞれ独自の方向に進化しているものを、このように同一線上に置いて比較しようとすることは明らかな矛盾である。それにもかかわらずこのような問題について、くどくど書いたのは「人間の脳は高度に進化しているが、からだは退化しつつある」という考え方が一般に強すぎるからである。

「可能性を信ずるとき、はじめて責任のある行動が始まる」

すべてのことにおいてこのように思えるので、人間である自分自身のからだの可能性を信ずることを出発点として、からだがよりよくなるとはどんな方向なのかをつかみ、その方向への責任ある行動をとりたいからである。

唯情報論――高度な情報能力を備えたからだとは……

唯心論・唯物論……など、それらは認識論として、存在論として、表現論として、どれもこれも、私には納得しきれないものがある。結局、自分勝手な統一論を創っていくよりほかはない。もともと、哲学とはそういうものだと思う。今の自分の素朴な考え方がこの「唯情報論」である。したがって、情報一元論ということになる。きわめて素朴で未熟で流動的な段階のもので、今のところ、情報ということばを「差異・変化・流動・関係・こと」のどれと置き換えてもさしつかえない。

このような考え方が先にあって体操が後から生まれたというのではなく、体操という具体的な営みが先にあって、その中から生まれ、今、それが育ちつつある、といった方がよい。このようにして生まれた理論によって、再び、からだの中の出来事を検討しているのである。

ここで情報と呼んでいるのは、区別であり、差異であり、変化であり、流動であり、関係であり、ことである。それは「ある」と「ない」、「或るもの」と「或るものでないもの」、「或る状態のもの」と「或る状態でないもの」とを区別することである。それらに差異があることがわかることであり、それらの「関係・つながり・順序配列・方向」がどのようであるかがわかることである。すべての「もの」や「こと」は、それとそれでないものとの差異を感ずることができるものやことだけが存在するのである。このように区別すること(分けること)のできたものが情報であり、区別する能力が情報能力である。したがって、情報もまた主観的なものであるということになる。このようなことが、抽象的・観念的なものでなく、あくまでも、からだの中身の具体的な在り方としてのものである、という点に体操の本質がある。

一般には情報の概念を狭くとらえているのが現状であり、さらに、情報は物質・エネルギーの属性であり、われわれの外側にあるもの、というとらえ方が支配的であるように思う。

私は、情報が物質・エネルギーの属性としてあるのではなく、むしろ、物質もエネルギーも、そのまま情報ではないかと思っている。そして、情報というものが、自分の外側にあって、それが自分に働きかけてくるのではなく、自分がそれを情報と感ずる自分の内側の働きによって、はじめて情報になるのだと実感するのである。

私は情報というものを、最も広義にとらえて、人間の生きてゆくことのすべての働き(行動)を、広い意味での情報活動と考える。そして、今のところ、それを次の三つに分けて検討している。

●狭義の情報の受容・伝送・処理・反応……感覚器系・脳神経系・ホルモン系など。

●情報としての物質の受容・伝送・処理・反応……消化器系・呼吸器系・循環器系など。

●情報としてのエネルギーの受容・伝送・処理・反応……運動器系・体温調節器系など。

したがって、からだの働きを、外側に現われるからだの形の変化としてとらえることを中心としていない。たとえば、筋肉の働きや、骨の働きを、情報としてのエネルギーの受容・伝送・処理・反応としてとらえることを中心とし、同時に、狭義の情報や、情報としての物質の受容・伝送・処理・反応をもあわせて行なっている、という在り方を全体としてとらえることになる。

この考え方は、幼稚で素人レベルのものであるが、この営みの中から、新しいものやことが、次々に生まれてくると信じている。そのいくつかの例をあげてみよう。

●何かそこにある「もの」が主体ではなく、「こと」が主体であり存在である。(唯こと論)

●「こと」とは「事・言・異・殊」であり、ものの在り方(働き・作用・所作・状態・様相・性質・関係等)を指示する語である。一言で言えば「関係及びその変化」と言えよう。

●「関係」とは複数個の存在を同時に全体として把握しようとして、その間のつながり方としてとらえることである。

●「もの」とは「物・者」であり、その内部の関係が未だとらえられていない、あるいはその内部関係を無視して、それをそのまま全体をひとまとめにとらえる呼び名である。

●「構造」とは関係を静的にとらえた呼び名である。

●「機能(はたらき)」とは関係の変化のことである。

●強弱・硬軟・遅速・巧拙・冷温・軽重・善悪……。これらの概念は、その一つ一つが実存するものではなく、関係およびその変化が存在するのである。

●体操とは、今「もの」であるからだを、「こと」としてのからだに生まれ変えらせようとする営みである。

●「からだの価値観」とは身長・体重・胸囲とか、走力・跳力・投力というような物質・エネルギー的なものが価値の中心ではなく、「高度な情報能力をもつからだがよりよいからだである」というように、価値観の変革がなされなければならない。

●高度な情報能力とは、自分の内と外からの情報に対する「高感度の受容能力・高度の処理選択能力・主体的創造的な反応行動能力」をいう。

●高度な情報能力とは、自分の内外からの情報(刺激)に対して、受容・処理・反応(駆動)

することにおいて、その差異を高精度に区別し、選択する能力をいう。

●からだの動きはいかにして成立するか。

からだの重さ・筋肉の緊張状態などから生まれる、ある部分Aと、ある部分Bとに、今、存在するエネルギー状態の「差異」を感じとる。(あるいは、今はないエネルギー状態の差異を創りだす)

AとBとの間の、今存在する「つながり」(関係・通路)を感じとる。(あるいは、今はないつながりを創りだす)

そんな条件のとき、動きは当然の結果として生まれてくる。

どんなエネルギー状態なのか、どの部分とどの部分との関係なのか、その差異のあり方はどうなのか、つながり方はどうなのか、どのように制御するのか。そのようなことによっていろいろの動きとなって現われてくる。(ここで「感じとる」とか「創りだす」とかいうのは、必ずしもそれを意識することを意味していない)

●動きの感覚とは、からだの中身の差異を感じとり、その変化・流動・関係を感じとる感覚である。

●運動能力が高いということは、その動きに必要な「状態の差異」を、自分のからだの中に、自由に創りだすことができることである。

●稽古とは、自分のからだの中を、微細な差異をも区別して高度に細分化し(極限では均質化あるいは空)、新しい情報(設計図・つながり・関係)によって、自己を再構成(創造)する作業を、くり返すことである。

●表現力(演技力)とは、あらゆるもの(心・からだ・せりふ)の微細な差異・ずれ・変化を的確に感じとり、それを自分のからだの中において創りだす能力である。

第三章　息と「生き」

息することは生きること

宇宙に存在する無数の星の中で、空気によってまもられている星はいったいいくつあるのか。地球はこの空気に柔らかくまもられ、人類はその特別な生活環境の中で安らかに生きているのである。空気は人類にあたえられたかけがえのない共有財産である。土・水・光・葉緑素と共に大切にしなければならないものとつくづく思う。空気のもつ複雑微妙な働き、生物と空気、人間と空気との関係はまさに驚異である。

ある動きの本質的な要領(勘・コツ)を理解したときに、「呼吸をのみこんだ」というが、これはすべての動きに呼吸がきわめて大切であることを示しているばかりでなく、呼吸法こそ、その動きの本質そのものであることを示している。すべての動きは、こうでなければならないというギリギリの呼吸のあり方がある。逆にまた、すべての呼吸・発声にとって、こうでなければならないというギリギリのからだのあり方がある。私にとっての呼吸の問題は、あらゆるからだの動きにおける、「ギリギリのからだのあり方」と「ギリギリの呼吸のあり方」との関連を自分のからだを手がかりにして追求することである。まず、次の問題提起を私自身をふくめてあなたに問いかけてみたい。

●「人間にとって空気とは何か」「人間にとって呼吸とは何か」――われわれの先輩は空気というものを科学的(物理学・化学・生理学……)にとらえるだけではなかった。科学的と思えないようなことは迷信的なものとしてかたづけてしまってよいものだろうか。なぜ「空」という字と「気」という字を組み合わせたのであろうか。(「空」の概念。「気(き・け)」の概念)

●自由に空気の吸えることを幸運だと考える人間は少ない。だが、あなたは呼吸が自由にできなくなったときの苦しさを経験したことがあるか。もしなかったら、自分の鼻と口を押えて味わってみてほしい。

●呼吸ということばはなぜ「呼」が先なのか。なんとなく「呼」(息を吐く)が先に書かれたのか。「まず息を吐け」「息の吐き方がわかったときそこに新しい可能性が生まれる」というように、呼息のあり方は重要である。「溜息」「ほっとする」「気合」

●「衆人は喉で、哲人は背骨で、真人は踵で呼吸する」「臍《せい》下丹田に力をこめる」「下腹に力を入れる」「下腹で呼吸する」「下腹に力を入るるとは腹の皮に力を入るるにあらず……」

あなたは下腹に力を入れるということと、腹の皮(筋肉)に力を入れて硬くすることとを混同していないか。あなたは右の言葉をからだの実感として感じることができるか。

●息が合う・呼吸が合う・息を合わせる・呼吸を合わせる・息を殺す・息を凝らす・息切れ・息せき切る・息詰まる・息抜き・ため息・息を入れる・一息入れる・息休め・息の根・息の緒・息張る・息む・息巻く・息吹き・長息・大息・喘息・嘆息・消息・安息・休息・姑息・阿吽(呍)の呼吸……。それぞれの意味を具体的な実感をもって確かめてほしい。

●息が長い―長息―長生。息―意気―粋。息するもの―息もの―生きもの。息の内―いのち。このようなことばは単なる語呂合せであろうか。

●日常の呼吸においては、男性は腹式、女性は胸式というけれども、ほんとうにそうなのであろうか。そして、なぜそういわれてきたのであろうか。

●鳥類は斜隔膜を哺乳類は横隔膜をなぜもつようになったのであろうか。人類は胸郭式呼吸法と横隔膜式呼吸法の二通りの呼吸法を行なうが、それぞれの利点だけを合わせもつ呼吸法(全体式呼吸法)は考えられないか。

●精神予防性無痛分娩において、呼吸法はどんな位置をもっているのか。具体的な方法はどうなのか。また、排便における正しい呼吸法とはどういうものか。

●あなたは息がつづかない・苦しい・足りないということを肺活量にあらわれた数字のせいにしていないか。肺活量が多いだけで楽になるものではないし、肺活量が少ないからといって苦しいとはかぎらない。からだの保ち方や、呼吸・発声・吹奏そのものの動きに無駄なエネルギーを多量に消費してしまってはいないか。

●あなたは保息のとき、好ましい腹圧の高い状態の感じと、好ましくない腹筋の緊張の感じとを混同してはいないか。保息のとき横隔膜の調節的緊張が正しくできているならば、腹を押したり叩いたりしても簡単にへこまない(息が出ない)はずである。このとき、腹筋が緊張してかたくなるのは、保息を妨げるだけで、何の助けにもならないのだが……。ただし腹を強く叩くとき、腹筋を強く緊張させて堅くするのは、衝撃を防ぐひとつの方法であり、強く押されたとき緊張するのはバランスを保つためのものであるから、保息の問題とは別のことである。

●あなたは保息のとき、望ましい横隔膜の緊張収縮の感じと、好ましくない腰椎の後ろ側の筋肉の過度の緊張の感じと混同してはいないか。「保つ・支える・つめる・いきむ」の差異が、理論としてまた、実感として、はっきりわかっているのか。

●あなたは吸息のとき、大量に吸気しようとして、全身を緊張努力させることはないか。

それはまったく無意味であるばかりでなく、大きな障害となる。なるべく短時間で、なるべく少ない努力で、なるべく大量に吸気するにはどうしたらよいのであろうか。

●あなたは呼吸量を増したいと思うなら、もっと腹筋をゆるめることを覚えなければならない。（もっと力を出したいと思うなら、あなたはもっと力を抜くことを覚えなければならない）

●あなたはもっと呼吸・発声を自由にしたいと思うなら、横隔膜の働きを直接実感としてつかまなければならない。からだの感覚というものは、それがわかるまでは皆目見当がつかず、むずかしく、頼りのないものだが、いったんそれがわかってしまえば、あたりまえで、やさしく、はっきりしているものである。

●呼吸・発声・吹奏における腹筋の役割は、横隔膜の役割は、胸郭の役割は、その他身体各部の役割は？　呼息・止息・吸息・保息の各呼吸期におけるそれらの好ましい働き方は？　このようなことを具体的に明確にし、実感をもってとらえることをしないで、ただ「腹筋を強く」といった考え方は馬鹿らしいことではないか。

●声楽においてよく使われる「息の根」「声の根」「声のライン」「息をまわす」などの言葉は、具体的事実として何をさしていうことばなのか。

●発声における口の動きにおいて、とくに高音の場合に、顔が上を向くことや、上あごをあげようと努力することは、どんな意味があると思うか。また、下あごをさげることの働き方を吟味したことがあるかどうか。発声におけるチーズ・スマイルの意味は？　声の面積(厚み・体積・方向・ひろがり・散る・まとまる)というようなことばがよく使われるが、それはいったい具体的にどんなことを意味するのか。

呼吸は息であり「生き」である。ぜひとも自分自身の生き方の問題として、息の仕方を充分に検討してほしいと思う。問題は限りなく多く、限りなく深く、限りなく新しく、さまざまな姿で自分の中にあらわれてくる。そして一応解決するかに見えて、永遠に完結することはない。

呼吸法を分類する

神の息であるといわれる風の在り方が無限であるように、人間の呼吸の在り方もまた多様である。そして、内臓の働きの中で、呼吸だけは特別に訓練しなくともある程度、意識によって制御(コントロール)できるものである。随意筋と呼ばれる骨格筋でさえ意識によって制御できるのは限られた小範囲のことであり、まして、自律神経やホルモンなどの支配下にある不随意筋と呼ばれる内臓筋やその他のからだの中の働きは、ほとんど意識によって制御できない無意識層の出来事である。呼吸は、意識の世界から無意識の世界への唯一の回路(手がかり)であるゆえんである。また、現代人のほとんどすべてが程度の差こそあれ、自律神経失調的な疾病をもち始めたことと、横隔膜式呼吸の機能が低下してきていることとは深い関係があると私は考えている。これと対極に、東洋における宗教や哲学や武道や芸能の修業に不可欠な呼吸法があり、その達人たちの能力には奇跡の感さえあることに思いをいたす。私の〝修業〟の第一歩は、基礎的な呼吸法を慎重に充分に練習し、マスターし、次表に示す呼吸法の各々をからだの実感としてとらえることである。

基礎的な呼吸法を、主な筋肉の働きを中心にして表にしてみると次ページの表のようになる。これは横隔膜式呼吸を主役とし、胸郭式呼吸を脇役とするものの「働きの事実」にもとづいている。感覚・イメージ・ことばによる表現はこれと微妙にずれることがあり、時にはまったく正反対となることもめずらしくないから注意する必要がある。

実際問題としては、ここに示した基本的なものの他にいろいろな呼吸法が行なわれるので、それらについて内的肉体感覚として明瞭にとらえることは、一生をかけての修業が必要ということになる。自分にとって適切な具体的方法によって、有合せのままではは っきりしないこれらの感覚をめざめさせ、その機能を発達させることは、声楽・吹奏楽についてだけでなく、すべての人間にとって最も大切なことと思う。

		横隔膜	腹筋	胸郭（肋間筋）	肺胞
吸息期 前期	自動的吸息期	自動的弾力性収縮	自動的伸展	自動的拡大	受動的拡大
吸息期 後期	能動的吸息期	能動的緊張性収縮	受動的伸展	能動的拡大	受動的拡大
保息期	能動的	能動的調節的緊張	自動的弾力性（収縮）	自動的（縮小）	自動的（縮小）
呼息期 前期	自動的呼息期	自動的伸展 ¦ 調節的緊張	自動的弾力性収縮	自動的縮小	自動的弾力性縮小
呼息期 後期	能動的呼息期	受動的伸展 ¦ 調節的緊張	能動的調節的緊張性収縮	能動的縮小	自動的弾力性縮小

一般に呼吸法は胸式呼吸と腹式呼吸とに分類されるが、こんな大雑把なとらえ方でよいのだろうか。呼吸は物理的原理として、胸腔容積の拡大・縮小による胸腔内圧の変化と、外界の気圧との関係によって行なわれる。私は、今のところ次のように分類している。

●胸腔容積の拡大・縮小が外側の形の変化としてあらわれる、そのからだの部位による分類。したがって数も非常に多く、名づけ方もいろいろあり得る。——肩式・胸式・腹式・その他いろいろ・それらの複合。

●胸腔容積を拡大・縮小させる内側の機能による分類。
胸郭式――胸腔の底面積(太さ)を変化させることによる。
横隔膜式――胸腔の高さ(深さ)を変化させることによる。
複合式――高さと底面積とを共に変化させることによる。

●感覚による呼吸

自分のどこがいちばん働いていると感覚しているかによる呼吸法である。したがって、多分に主観的で、これをことばによって表現するときわめて多様となるが、実際にはよく使われる。これをことばによって表現したものについての情報交換には充分に注意することが必要である。

●イメージによる呼吸

これは感覚による呼吸以上に主観的で、その低次のものではひとりよがりの誤ちにおちいることも多い。しかし、高次のイメージによるものは、複雑微妙な呼吸の働きを、短い簡単なことばで、極意ともいうべきことがらを表現することができるし、ことばにならないある感じとして体得することもできる。

基礎的な運動

特に呼吸法の練習のためというものではないが、呼吸のあり方や、内臓のあり方やからだというものを実感するためのごく簡単な運動を次に記してみた。ここまで本書を読みつづけてこられた方は、この運動を難儀とせずにやってくれるだろうと信じているし、自分のからだの内側というもうひとつの世界を容易に感得することができるだろう。

その場跳び(ゆすり)

その場跳びといっても跳躍力をつけるための運動ではない。すっきりまっすぐ二本の脚で立って、からだの主軸(縦軸)の方向、すなわちまっすぐ上下に軽く、足の指先が床から離れるか離れないかの程度に、跳躍するようなはずみをつけてゆする。脚の膝を屈伸する力でやるのではなく、全身が一様な柔らかいバネであって、特に意識して努力しなくとも自然にはずんでしまう、といったイメージで。肩の上、頭の上などを厚いふたでふさいでしまわないで、よく開けておくといった感じ。どの運動でも顔の表情や、頭・顔の中身の感じが、その動きと同じ質のものであることが大切である。

これは主軸の感覚を見出し、それを明瞭確実なものとし、全身をほぐし(リラックスし)て、すみきったものとするための運動としてやりたい。主軸は背骨ではなく、足の裏から頭の先までのバランスの中心線である。これを正しくとらえなければ、地球から〝ぶら上がっている〟最も身長の高い楽なスカーッとした立ち方をつかむことはできない。この運動で、全身に不必要な緊張がなければ、髪の毛や衣服がゆれるのと同じ理由で、肩胛骨はゆらゆら、腕は紐か鎖のようになめらかにゆれるし、顔や胴体その他の部分も目立たないながらも微妙にゆれる。要領が正しければ、そのゆれることが一種の快感となるはずである。

上体のぶら下げ

両脚をわずかに左右に開いてすっきりまっすぐ立つ。ついで上体を前下にぶら下げる。両膝は伸ばしたまま。ぶら下げはだらしない感じとは違い、自然の重さに任せきった、のびのびとしてやすらかな感じ。ぶら下げたまま静かに横隔膜呼吸をしていると、だんだん深くぶら下がってゆく。からだの重さと横隔膜の力で下がってゆく。このとき、静かにいたわるように、皮膚の内側のからだの中身を仔細に点検する。また、ぶら下げた状態のままで、脚や腰(骨盤)でほんの少しのはずみをつけて、上下あるいは左右などにゆすってみると、胴体・頭・腕などが、ゆらゆら・にょろにょろゆれるように動く。もしそうならなければ、それは不必要な緊張がつづいている証拠である。胴体・肩・頭・腕などの無意識の持続的緊張は最大の障害のひとつであるから、ぜひ取り去らなければならない。

人類はまだ直立姿勢の生活に完全に適応するまで進化していないと考えられる。腰や肩が過労になり腰痛・肩こりなど避けられない宿命をもっていることもそのあらわれといえよう。この運動は上体の弛緩(リラックス)の感覚をつかむことと同時に、肩や腰を休ませて「いたわる」運動である。この運動で脚や腰の裏の筋《すじ》が引きのばされて一種の緊張・拘束感と痛みを感ずることが多い。しかし、この刺激は無理をしないでその感じを静かにたしかめるようにしていると、むしろ快感に変わってくるものである。老化現象に最適の刺激。慣れてきたら、直立の姿勢から、力を抜いて、ちょうど鎖の一端をもってそれを落とすようにサラサラーッと落としてぶら下げ、しばらく自然のゆれに任せていてから、膝をゆるめるのをきっかけにしてスルスルーッと下から順々に起きることもやってみてほしい。

「上体ぶら下げ」における対話

Aが前の運動、すなわち上体ぶら下げをしたままで聞き手となる。Bは話し手となり、聞き手となったAの後ろまたは横、あるいは前に立ち、右(左)手または両手で、Aの腰・胴体・肩・頭・腕などのいろいろな部分に対して、「押すこと」を「ことば」として話しかけるのである。押す方向やテンポ・リズムなどをなるべく多様に、しかもていねいに、こちらの気持がよくわかるように、ことばを選び、発声発音を正しくといった感じをこめて押すのである。A(聞き手)の上体がよくほぐれて、B(話し手)の押し方(話しかけ方)が適切であるならば、Aは押されることによる情報の意味を素直に正しく受け入れて、押された部分が押された方向にへこみ、そこの状態の変化がその周囲、とくに末端の方へ流れるように、波のようになめらかに伝わってゆくはずである。

はじめのうちは、Aが自分では完全に力を抜いてぶら下げているつもりでも、無意識の持続的緊張があったり、腰や脚の裏すじの受身の伸展性緊張や、それにともなう痛みを警戒する緊張、押されることに対する注意集中に伴う緊張などが起こって、なかなかリラックス状態になれないものである。緊張度が多いときは、胴体その他がひとつのかたまりや厚い板のような動きになってしまい、押された部分がへこむことや、それが周囲へ伝わってゆくことのないひとつの大きなかたまりの動きになってしまう。一所懸命話しかけているのに、全然わかってくれないというようなもどかしさを感ずる。

よくできるようになると、量的にほんのわずかの話しかけに対しても、オーバーと感ずるくらいによく反応するものである。生きている人間のからだ(人間そのもの)は、その人が素直に受け入れようとしているときには、無意識・反射的にその刺激を全身で増幅して反応する傾向をもっているのである。これと正反対の状態が、〝石のように押し黙っている〟状態である。

このように外からの情報を正確に受け入れ、それを他の部分に伝達し、そして適切に処理して、反応するということは、真の意味での生きものの柔軟性の本質である。腰・胴体・肩・頭などの、この意味での柔軟性こそ「声の伝播力は、声の大きさだけで決定されるのではなく、発声法の正否によって左右されることが多く、ささやき声でさえ客席の最後列までとどくように発声することも可能である」というような、正しい呼吸・発声・発音のための、必要不可欠の前提条件なのである。

腕立伏せでの弾み上がり

ふつうの腕立伏せの姿勢は、手を指先の方が狭くなるハの字形につき、軀幹はまっすぐにし、その軀幹と腕に力を入れてその角度は直角にする、というようなことを重視するが、ここでは、指先はむしろ少し開き気味にする。そのほうが、手首が楽でよいし、腕とからだは直角より狭いほうが、肩や腹に余分な負担がかからなくてよい。一般に体操は苦しさに耐え、力を余計に使って努力するほうが効果が多いという考え方を、無意識の中にもっている人が多い。しかし、これは偏見であって、正しいからだの使い方はその動きにとって最も自然で合理的・効率的であることである。このとき初めて自分の能力を最高に発揮でき、しかも一種の快感がともなう。その動きが繊細・精緻なものであればあるほど、いわゆる「くそがんばり」は絶対に避けなければならない。

さて、この運動では、腕は筋肉になるべく力を入れないでまっすぐに伸ばしたまま（骨が重さを受けてくれる）でやるのがよいし、胴体も脚も背面の筋肉はほとんど力を入れないままやるのがよい。まず全身を楽にして腹筋をゆるめると腹の部分が下がって床に近づく。この動きをきっかけにしてはずみをとるような気持で、胴体や脚の部分を浮き上がらせるのである。この浮き上がろうとする気持をもつと、腹筋は自然に一瞬必要なだけの緊張をしてくれる。この浮き上がりの中心は「へそ」の真後ろの部分（「そへ」と愛称する）である。浮き上がったとき「そへ」の部分が最もふくらんで高くなり、脚先は床から離れるか離れないかの程度で、脚は「そへ」からぶら下がっている感じになることが好ましい。

この運動においては、主として働かなければならない腹筋でさえ、必要なときだけ必要な程度だけ働いて、それ以外のときはなるべく休んでいることのできる能力が要求されるのである。

毎回同じ程度に浮き上がろうとすると、文字どおり息苦しくなることが多いから、初めは一回おきに強く弱くするとやりやすい。楽に無理なくできるようになると、全身にうねるような波形の動きが生まれていることに気づく。そうなったら脚先まで完全に浮き上がる程度に、さらには腕もバネにして全身が「そへ」からぶら下がった感じで空中に浮くように、また浮いたときに前に進む、拍手をする、脚の屈伸をするというように発展していくことができる。床との接触音が不快な衝突音であったり、手首・肩・腰・脚先などに不快な衝撃感があるあいだは、どこかに不必要な緊張によるかたまりがある証拠であるから、絶対に無理をしないで回数を少なくし、少しずつ毎日練習することが大切である。

運動中の呼吸法は意識的にどうこうするよりも、自然に任せ、全身のどこからでも自由に空気が出入りできるといった感じでやるのがよい。絶対に力んで喉をしめること、息をつめることを避け、顔の表情や頭・顔・喉の中身のあり方を大切にすることを忘れてはならない。

波の動き（前後鉛直面内の下から上へ伝わる横波）

床においたひもや布の一端を持って少し引きながら横に振るときれいな波形の動きが生まれる。人間の場合でも、仰向けにねて全身の力を抜いている人の、足首をもって左右につづけてゆすると、ゆらゆら・にょろにょろと波形の動きが生まれる。

さてこのような動きを、立ったままで前後の面内でやるのである。まず、脚をほんの少し左右に開いて楽にすっきり立つ。ついで、全身の中身を真下の方向に溶かしてグズグズーッとゆるめると、膝が少し前に出るようになり、腰(後ろの腹)は後ろに出るように、胸は前、頭は後ろを経て、やがて胸が狭められ、頭が前に垂れるように曲がる。この動きをきっかけとして、脛から膝→股→腰→腹→胸→頸→頭とこまかく順々にふくらむような感じで前に出るようにする(いったん前に出た部分はつづいて逆にへこんで後ろにいく。そうならないとバランスがとれない)。ふくらんで前に出る部分もへこんで後ろにいく部分も、順々に下から上へ伝わるように変化するのである。このようにすると、全身が波形の動きになる。実際にはからだのある点の軌跡は前後に往復するのではなく円のようになるのであるが……。

少しでも不必要な緊張によるかたまりがあるとこの動きはうまく伝わっていかない。逆の言い方をすれば、全身のどこにもかたまりをなくすための運動だといってもよい。また、立った楽な感じのままで、全身の各部分をきめ細かに伸縮させることによる一種のマッサージでもあり、次のどんな動きに対しても応ずることのできる準備ともなる。少し慣れてきたら、この動きのイメージを変えてみると、新しい感覚をつかむことができる。たとえば、皮膚というひとつの袋の中に、小さな自分がもぐり込んで、前に出る部分に顔を出して外を見る。その自分がだんだん上に。皮膚という柔らかい袋の中を、地球の中心から足の裏を通って入り込んだ生きるエネルギーが、下から上へなめらかに流れ通って頭の上から天頂へ抜けてゆく。この流れがゆるやかな場合、ジェットのように高速度で鋭く激しい場合……。

この波の動きは、動物・植物・無生物にいたるまで、すべての動きの基本である。

ジェット（噴流）の動き

自分が最も安定すると感ずる程度に脚を開いて、楽にすっきり立つ。ゆっくりたっぷり息を吐く。このとき自覚しやすくするため軽く呼息音を出す。ついで、腹（前だけでなく側も後ろも）をフッとゆるめることによって、横隔膜の収縮をうながして、充分息を入れる。そのとき肩を含めて両腕の力を抜いて、からだの前で指先が近づくような位置へ軽く寄せる。この動きは次の動きの準備で時間的にはきわめて短いが、急がずに。次の瞬間、鋭く、強く、激しく、速く息を吐きながら、両腕を側の斜下（すこし前ぎみ）の方向に掌を前ぎみにして伸ばす。このとき楽にすっきり立っている全身もさらにまっすぐ上に伸びるような気持。

ただこれだけの動きであるが「鋭く強く激しく速く」を徹底的に追求するのである。最も注意しなければならないことは、不必要に緊張して固めること、息をつめることを絶対にしてはならない。棒のように固めた腕を力ずくで速く動かすのではない。イメージとしては地球の中心から足の裏を通ってからだの中へ入ってきたエネルギー、大気の中から息として全身に入ってきたエネルギーが丹田に集まって、そこから胴体・肩を通り腕の中を通って指先からジェットとして激しく噴きだす。どこから入り、どこから抜けて出るか、その通り方が大切。

生き方と息方

「楽に息ができる感じ」

心臓移植の問題が起きたとき、人間の生と死の判定の問題が、医学を中心とした広い分野で盛んに論議された。このことは、医学的にどう結論が出ようが、法律的にどのように決定されようが、それはある一つの角度から、何かに基準を求めて、仮にそう決めてみるだけのことだと思う。

それよりも、素朴な直感を大事にするならば、生きているということは、「息をしている」ことであり、生きものは「息するもの」であり、命は「息の内」であり、生き方は「息方」なのである。

私は、すべての生きものの価値観の基本もまた、この「息」にあるのではないかと考えている。すなわち、「すべてのものやことにおいて、「これはいいぞ！」とか「これはほんものだ！」という感じを起こさせる「何か」を価値といい、その感じ方考え方を、価値観という」というように考える。さらに、「いい」「ほんもの」という感じを起こさせる「何か」は、「息をするのが楽な感じ」「楽に息ができる感じ」をその本質とし、自分の中の原初生命体との間で、しみ(滲)とおる・ひた(浸)される・みた(充)されるという関係が生まれる、というように感ずる何かなのである。したがって、息が楽にできないようなものやこと、たとえば、息が詰まったり、息苦しいようなからだの動きは「悪」である。空気を汚染させて空気呼吸を苦しくさせるようないっさいの行為は悪であり、それに対して私のからだの中身のすべてが、烈しい怒りと憎しみ、恐れと悲しみを感ずる。河川・海洋の水を汚染させて、水中に棲息する生きものの息を苦しくさせるいっさいの行為、土壌を汚染させて、地中に棲息する生きものの息を苦しくさせるいっさいの行為……。今さら、公害問題として、新しく起きたかのように騒ぎ立てることに、大変腹が立つのである。幼いときから、生きものにとって「息すること」がその本質であることを、徹底的に実感させておくべきだと痛感する。そして、このことについてのからだの中身の実感を発達させ、まるごと全体のからだの中身が、楽に息しているかどうかを基本として、すべてのものやことについての「よい・よくない」を、中身自身の実感で判断する、そのような能力を育てることの重要性を、強く主張したいのである。

すべての動きは呼吸如何により決定され、すべての呼吸(発声)はからだのあり方によって決定される。形が同じように見える運動でも、それを呼吸のどの時期(息を吐くとき―呼息、息を吐いた後、吸う前―止息、息を吸うとき―吸息、息を吸った後、吐く前―保息)で行なうか、どんなふうに息するかによって、非常に自覚的な感じが違うものである。そしてその動きによる仕事の質や量も大きく変化し、その動きの表わす感じも違っているのである。

次の実験をやってみていただきたい。

柔道・空手・拳法などの基本技の一つである「前突」である。もちろん、前突でなく、前蹴りでも前打でもさしつかえない。いずれにしても、自分でやりやすいと思う技を選ぶ。

最初は呼吸のことなど意識しないで何回か突いてみる。調子が整ってきたと思ったら、まず、「エイッ」「ヤァッ」「トウッ」と気合をかけながら、あるいは「シュッ」と鋭く息を吐きながら突く。

つぎに、息を吸いながら突いてみる。

さて、どんな感じがするであろうか。ほとんどすべての人が、このふたつの動きに、あまりにもはっきりした差のあることに気がつき、思わず失笑してしまうほどであろう。吸いながらの動きでは、何とも頼りなく宙に浮いたような、ギクシャクした不統一感・違和感を感じたことと思う。これはいったいなぜであろうか。

片方の腕で打つにしても突くにしても、片方の脚で蹴るにしても、その直接仕事をする手や足は、からだの末端の部分である。しかし、その仕事のエネルギーは、からだ全体から出た力がいったん地球に伝わり、その反作用として返ってくるエネルギーが、再びからだに伝わり末端に達したものである。まったく一瞬のことではあるがそうである。すなわち、脚や胴体の瞬発力がなくては、手や足の速度は生まれないし、手や足だけの重さでは、その仕事の全体としての力とはなり得ない。さらに、厳密に言うならば、人間のすべての動きは、右と左が同時に動くことは例外であって、ほとんどすべての動きは、右あるいは左の片方が主として働くのである。片方を主として働かすためには、腰の丹田を中心とする「ひねり」が絶対に必要なものとなってくる。

このような「ひねり」「瞬発力」を生み出すための筋肉は、脚・腰の多くの筋肉、とくに腹・腰をひきしめる筋肉である。息を吐くときに働く筋肉はこれと一致し、息を吸うときには逆に、これらの筋肉をゆるませなければならない。したがって、打・突・蹴などを強く行なうときに息を吸うと、明らかな矛盾が起きて、おかしな感じのものになってしまうのである。

一般的に言えば、吸息は集合であり、準備であり、貯蓄である。それが終わって息が保たれている間(保息)は結合し、化合し、集中統一され方向づけられる。呼息は解放し、行動し、完成する。また、保息のもつ重要な意味は見すごされやすいが、微妙な点において最も注意しなければならない問題が多い。呼息の時がくつろぎにも緊張にも大切であることは注目すべきところであって、その具体的なあり方の多様性は簡単に究めつくすことのできるものではない。その意味で、従来学校体操で扱われた「吸って、はいてェ」の単純な深呼吸にあらわされる形式的な呼吸のとらえ方と、古代インドに生まれたヨガにおける呼吸法や日本の各種伝統芸能や武道、宗教などにおける複雑微妙な呼吸のとらえ方とは好対照である。私は、東洋における呼吸についての知恵は非常に貴重なものであり、深く高く発展させなければならないと思っている。

排便の楽しみ

人間が生まれて成人になるまでの教育において、摂食と排便とについての在り方を、比較してみたことがあるであろうか。

食については、箸の持ち方やフォークの使い方から始まって、きわめてこまごまとした作法まで何回となく教えられ、食物についての知識、栄養に関する知識など(誤りをふくんだものまで）、家庭において学校において社会において、充分すぎるお節介教育をされてきた。

さてこれと比較して、排便についての教育の在り方はどうであったろうか。せいぜい赤ちゃんのとき、母親がダッコして、ウーン、ウーンといって真赤な顔をして「息む」方法を教え、その後は便所を汚したときに叱るだけで、そのほかにどれだけ正しい排便法を指導したであろうか。この場合の息み方は間違った呼吸法であり、手を洗うとか、便所を汚さないとかは、排便そのものの本質的要領には関係がない。じつは私がこうした事実を大変おかしなことではないかと気がついたとき、三人の子どもたちはもう大学生になってしまっていたのである。自分自身の排便法については、長い間本気で探検していたのに、子どもたちがどうであるかを考えなかった。そしてそれを確かめようとしたとき、「おやじ、何をいうか」と逆に一喝されてしまったのである。

いずれにしても、排便は横隔膜式呼吸法を体得することが基礎となり、それに正しい直腸や肛門のゆるめ方、保息の要領、保息に腹筋の収縮性緊張のくわえ方、などがわかることによって、快適なものとなるのである。

このようなことは、特別に教えられなくとも、生きものの自然良能としてそなわっているはずであり、お節介の必要はさらさらない。しかし、最近は老若男女を問わず、便秘の傾向が強く、なんで万物の霊長たる人間が、毎日このような不潔で苦痛で嫌なことに耐えなければ生きられないのか……と、ひとりひそかに悩んでいる人も多いらしい。神があたえた排便の快感をまったく味わうことなく、毎日を過ごしているのはもったいないことだと思う。

私は、大便の素が今も自分の腹の中にあることを思ったり、小魚の糞を平気でまるごと一緒に食べて美味しいと思ったり、大腸菌の恐ろしさを説かれても、そんなに恐ろしいものとはどうしても思えなかったり、他の糞便を食らい、みずからの糞便をも一緒に食べる蛆虫のバイタリティーに感心したり……というような有様である。

大便の臭いについていうならば、どうして、大便の臭いをひとつの括弧でくくって「悪臭」と決めつけてしまわなければいけないのか。いま新しく先入観なしに、ほんとうにそんなに悪臭であるのかを確かめてみる必要があるのではないか。自然は大便に、大便以外のものと区別するために特徴ある臭いをつける必要はあったにしても、それほどひどい悪臭にする必要はまったくなかったはずである。もし素直な感覚で、それがそんなに悪臭であるならば、からだに何か重大な異常がある証拠ではないのか。大便の臭いを悪臭としてひとつの括弧でくくってしまうことは、このような大切な差異を区別する能力を、失わせてしまうという結果になる。すべてのものやことにおいて、括弧でくくるということは、能率主義の立場からは重要な意味をもつが、括弧でくくられた中に、大切な意味があることを、見逃してしまう危険があることを注意しなければならない。

いずれにしても、私は、大便そのものが、生きもの特有の親しみのある大変よい香りをもっていることや、柔軟性に富み、なめらかでボリュウムのある線や形、そして動きの美しいものである、というようなことを強調したい。今すぐ他の人に共感されるとは思っていないが、なぜそんなに不潔で嫌なものだと憎まなければならないのであろうか。私は、私の中からすんなり素直に新しく生まれでたものに対して、ほほえましく可愛らしく思い、温かい愛情を感ずるのだが、そしてこれを変態的感覚とは思っていないのだが……、どうであろうか。

すべての不快現象は、その中に魅力現象となる可能性をひそませていると思う。自分が生きることにとって大切なことは、それが今までどのように考えられ感じられてきたかということをまったく棄て去って、いま新しく愛情をもって大事に大事に向かい合っていきたいと願っている。

風呂場はからだの研究室

排便と同じく、日常生活の中で親しみやすく、その気になれば、気楽にいつでも、大切なことを教えてもらえる機会のひとつが入浴である。これを利用しないということはまことにもったいないことである。入浴は誰でも素っ裸になるだけに、浴室はからだのことについての大切な研究室である。人間が生きるということにとって最も本質的に大切なことでありながら、きわめて難しいことのひとつである呼吸法も、適温の風呂につかりながら、気楽に子どものいたずらの延長のように、いろいろやってみるとおもしろいことが次々に発見できてじつに楽しい。

次の実験は、横隔膜の収縮緊張感を直接とらえる方法の中で、入浴を絶好の機会として利用するものである。

浴槽にとっぷりつかり、なるべく楽でしかも安定した姿勢をとる。目を軽く閉じ全身をゆるめて、からだの中身に固まった部分がないように点検する。全身の筋肉は水の浮力のために、空気の中にいる時よりも、ずっと楽なはずである。まず、ゆっくり充分に息を吐きだす。浴槽の水位が下がるのがよくわかる。水圧が手伝ってくれるので、空気の中にいる時よりも、楽に充分吐きだすことができる。水圧が四方から腹と胸を圧して、胸腔容積を縮小させる働きに協力しているのである。

ついで、息をたっぷり充分に吸い込むのである。浴槽の水位が上がるのがよくわかる。今度は水圧が逆に、息を吸うための胸や腹がふくらむことを妨げる働きをすることになる。

このとき、片手を腹、片手を胸に当てて置いて、胸はほとんどふくらまさないで、腹が主としてふくらむように工夫する。そのようにできたとき、それが横隔膜式呼吸による「吸」なのである。この要領がよくわかるためには、多少の練習が必要である。このとき主として働く筋肉が横隔膜で、全身の他のあらゆる筋肉が、水の浮力のために空気の中にいる時よりも楽なのに、横隔膜だけは逆に、水圧に打ち勝つために、より強度に緊張しなければならない。この対比現象が横隔膜の収縮緊張感を直接とらえる手がかりになるのである。

さらに、この働きをはっきりさせるために、口を軽くあけ喉をゆるめた状態を大事にそっと保って、保息の状態をそっとつづけるのである。このとき、横隔膜以外の全身の筋肉は、空気の中にある時よりも、ずっと楽な状態であることと対照的に、横隔膜だけは、空気の中にある時よりも、強い収縮緊張をつづけることを強いられる。そこで結果的にその緊張感が浮き彫りにされ、横隔膜の緊張感が意識的に実感され、その局在感をもつかむことができる。その気になって何回かやってみれば、誰にでもつかめるものではあるが、初めのうちは重いような、苦しいような、はっきりことばで言えないまったく新しい感覚である。このまったく新しい感覚をとらえるために大切なことは、すでに体験している感覚があらわれることを、けっして期待し予想していてはならないということである。結果的に、すでに体験していた感覚に似ていたとしても……。このことはすべての練習にとっての通則である。

こんな感じだなとはっきりしてきたら、浴槽から出て空気の中で同じように試みてみる。これをくり返すことによって、横隔膜の収縮緊張の基礎感覚を直接にとらえ、それに確信がもてるようになるまで育てあげる。この基礎感覚に自信が持てるようになったとき、新しい可能性の世界が開かれ、豊かな実りをあたえてくれるのである。

どんなに住居事情が悪くなろうとも、大便所だけは〝唯我独尊(存)〟であり、どんなにせちがらい世になったとて、私の愛する公衆風呂(銭湯)は、素っ裸の人間でいっぱいである。便所と公衆風呂――このふたつのまるで正反対のあり方をするふたつの場所が、ベッドの中での眠りと目覚めの間の意識の枠が外された状態と共に、私にとっての発想の宝庫である。そして、いずれも私の原初生命体が生き生きと息づくところなのである。

阿吽の呼吸

なぜ吐くのが先か

一般に行なわれている体操の中に、「深呼吸」と呼ばれている運動がある。「イーチ」で腕を下や上の斜側に拡げたり、上に挙げたりしながら胸を反らして拡げ、十分に息を吸う。「ニー」でその腕を元に戻したり、あるいは前下に交差したりしながら十分に息を吐く。

この運動は胸式呼吸と呼ばれるものであって、疲労が回復し気が落ち着き爽快になり……その他諸々の効果があるという。これはほとんどまったく正しいことであるといっても間違いではない。また、「腹式呼吸」という運動がある。両手の掌を下腹に当ててやることが多い。「イーチ」で下腹を前にふくらませて充分に息を吸い、「ニー」で下腹をへこませて息を吐く。この運動はとくに気分を落ち着かせ健康のためには欠かせないほど大切であるという。これもまたほとんどまったく正しいことであるといって間違いではない。それにもかかわらず、今ここで、どうしても問題として再検討してみなければならないことがある。それは、胸式呼吸においては「呼吸運動―始め」というように、一般に呼吸運動の代表であるように扱われ、このようにやるのが人間の呼吸の正常なものである、という先入観を、ほとんど決定的と思われるまでに固定してしまう結果になっていることである。

腹式呼吸においては「手を下腹に当て……」というようにやるために、腹を前にふくらませたり、へこませたり、前だけが腹であるかのような間違った固定観念をつくりだしてしまっている。

そして注意しなければならないことは、このふたつの呼吸運動の名前のつけ方ややり方は、呼吸作用の結果がからだの外側の形として現われるその部分を、直接意識したものであるということである。このような在り方が結果としてどのようなことになるかを重大問題と考える人がほとんどないということの方が重大問題なのである。それはなぜであろうか。形の変化を目で直接見ることのできる部分、あるいは手で触れやすい部分を意識することは、たしかにやさしいことであるが、そこで間に合わせてしまって、からだの中の本質的な働きの感じをとらえる努力を怠ってしまうからである。このような傾向は、すべてのものやことのある認識の仕方を無意識のうちに導きだす。つまり、ものやことの本質を、その外側の形としての現われや計測可能なことだけでとらえたように思い込んで、それで間に合わせてしまうのである。

次のことを検討するとこのことがさらに明瞭になってくる。

呼吸法の分類の所で述べたように、内側の機能からは呼吸法を胸郭式と横隔膜式とに分類することができる。そして、胸腔の底面積すなわち胸の太さ(広さ)を変化させる胸郭式は拡狭式といえるし、胸腔の高さすなわち深さを変化させる横隔膜式は深浅式といえよう。ところが、最近の研究によれば、この深浅式は拡狭式よりも機能的に効率がよく量も多く、神経生理的にもあらゆる点で男性にとっても女性にとっても人間の呼吸法として自然であり基礎的であることがわかってきた。このことは、科学(生理学)としては最近の研究成果ではあるけれども、経験的には古い時代からのものであることが、武道や芸能に関する日本の古文書にその呼吸法が記されていることからも明らかである。

息をすることを「呼吸」といって「吸呼」といわないのはなぜなのかを考えてみる。呼は息を吐くことで、吸は息を吸うことである。古いことばに「阿《あ》吽《うん》(阿吽)の呼吸」ということばがある。阿は吐く息のことであり、梵語の第一字母の音訳であり、日本の五十音の始めの音でもあり、他のことばに冠する文字でもある。吽(吽)は吸う息のことであり、収音の声でありいっさいの収まる字であり、五十音の最後の音でもある。すなわち「阿」で始まるのが息をすることの常態であろう。日常生活の中でも、武道・スポーツ・芸能の中でも気をつけて検討してみれば、誰にでも息を吐くことがどのような意味をもつかはだいたいの見当がつくことであろう。

以上のことから今まで深呼吸と称してやってきた方法は、胸郭式すなわち拡狭式で、吸を先に行なうから、「拡吸呼」とでも呼ばれるべきものである。「深呼吸」と呼ぶに値する方法は、横隔膜式すなわち深浅式で、しかも呼すなわち息をまず吐くことから始めるべきものであることがわかる。

この場合の腹の働きについていうならば、腹は前だけが腹ではなく、側腹も後ろ腹もみんな腹であって、腹の働きは横隔膜の働きに協力する立場である。息を吐く時すなわち横隔膜が休んで弛緩し上にあがる時には、腹筋は収縮・緊張してへこみ、息を吸う時すなわち横隔膜が能動的に緊張収縮して下がる時には、その働きを妨げないように腹は休んで弛緩し、十分に伸展してふくらまされるに任せることが大切なのである。

なお、念のために書きそえるならば、試験や試合などの場合、たかぶる心を静めるために深呼吸するということがある。このような場合どんな呼吸法がよいであろうか。ふつうは私が拡吸呼と呼んだ方法でやることが多いが、結論的に言うならばこれは誤った方法であって、文字どおり深呼吸を行なうのがよいのである。ただし、拡吸呼であっても、これをすれば効果があると信じてやればそれなりの効果はあるから全面的に否定する必要もない。また深呼吸がよいからといっても、拡吸呼にならされて、横隔膜式呼吸の能力の衰えた者にとっては、かえって神経を余分に使うことになってしまって逆効果となろう。

結局、ふだん正しい深呼吸を体得していることが基礎で、あらゆる呼吸法を可能にする基礎訓練が大切だということになる。ぼんやりしている、だるい、眠い……というような時に、気分をはっきりさせ気持を引きしめようとする時などには、胸郭式呼吸による拡吸呼の方が明らかに効果があることもつけくわえておきたい。

溜息の価値と効用

溜息《ためいき》は一般に、心配したり失望したり憂鬱なときに、出るものであるため、いやなものとして嫌われる傾向がある。しかし、溜息はもっと広く多様なもので、好ましい性質の、たとえば激しい感動の後にも出ることはよく経験することである。

これはその名のとおり、溜められていた息を一気に全部吐き出すひとつの呼吸のあり方である。要するに、吐き出す前の段階に、素直に十分な呼吸が行なわれず、浅い不充分な呼吸、それも断続的に吸い込む方が多く、吐き出す方が少ない、アンバランスの呼吸がしばらくつづくような条件が、前提としてある場合に起こる。確かにこの前提の状態は嫌われるような、好ましくないことの場合が多い。しかし、溜息そのものは、けっして好ましくない働きではなく、それまで溜まっていたものを、さらに新しく吸い込んだ息を呼び空気として、一気に吐き出すことによって、それまでの息苦しい・息詰まった・よどんだ・どろどろの状態を脱出しようとする、生きものとして自然にそなわった積極的な働きなのである。

溜息の後に、すがすがしい呼吸ができるとともに、新しい自分の考え方が、在り方が、新しく生まれてくる。「あっ、そうだ」と目の前に新しい道が、新しい可能性が開けるのである。激しく感動したときに出る溜息は、その前にそれが何であるかを見さだめるという前提がある。一般に何かを見さだめるとか、狙いをさだめるとかのときは、いったん吸った息を保っているものである。その方が自分の規準を安定させやすいからであろう。そしてその後で、一気に溜められた息を吐き出したとき、感動の意味がはっきり直感されるのである。

いずれにしても、溜息は嫌って避けるべきものではなく、むしろ意識的に利用することを考えてやってみると、いろいろその価値・効用があるものである。この場合、たっぷり一気に息を吐き出すと同時に、からだの中身の全体を溶かして緩めることが大切である。いつでも溜息をすることによって、いつでも溜息の後の、あの創造的な瞬間を味わうことができたら……。やがては日常生活の呼吸が静かで深いものに変わっているはずだし、常時創造的な生き(息)方をしているということになり、いわゆる溜息は出なくなり、溜息とは別のものとなっている。まず息を吐け！　そこに新しい可能性がある。狭い意味での息とは吐く空気のことなのである。

ここに、日常生活の中でよく経験するひとつの情景を思い浮かべてみよう。

猛烈に混み合う電車の中の一情景である。

電車が駅に停る。ドアーが開く。降りる人がまだ降りきらないうちに、乗る人たちがどっとなだれ込んで来る。われ先にと素早く飛び込んで、空席を見つけてお尻を振り立てて腰掛ける。腰掛けるなり週刊誌や新聞を、窮屈な中でひろげる。ひろげても読んではいない。その人の視線は足元へ、前に立っている人へ、車内広告へと次々に移っていく。電車が動きだしてしばらくしてからやがて、「ふーっ」と深く溜息をし、からだがゆるめられる。そこで初めて、ほんとうに自分が自分にかえり、座席が自分のものとなり、ほんとうに読むことができる。それまでの間は、全身を固めてきわめて浅い呼吸しかしておらず、自分が自分でなく、空間や時間が空虚なものになっていたのである。

横隔膜式呼吸の重要性

衆人は喉で、哲人は背骨で、真人は踵で呼吸する

「喉で呼吸する」とは、浅い胸郭式呼吸のこと。「背骨で呼吸する」とは、横隔膜式呼吸が充分に行なわれているが、それをやや意識的に行なっていること。この場合は、背骨があたかも気管であるかのような感じで、それがふくらんだりしぼんだりするような感じがある。「踵で呼吸する」とは、事実としては、横隔膜式呼吸を充分にしているが、それをまったく無意識のうちに自然に行なっていて、分析的な意味での呼吸器を働かせている感じがまったくない様をいう。自然のうちに横隔膜式呼吸が静かに行なわれているときは、

地球との一体感があって、堅い踵も開いている感じがあり、空気を呼吸しているというより、地球の中から「気」が通《かよ》ってくる感じがするからであろう。

「臍下丹田に力をこめる」と「下腹に力を入れる」とは同じことである。これは、横隔膜式呼吸が充分に行なわれ、しかもそれは、吸う息が楽にたっぷり入り、その息はそのましばらく保たれていて、やがて、吐く息が平らで静かで長い、という呼吸法の状態である。そのようなときは、腹圧が高まっている状態が長くつづき、その結果、下腹に一種の充実感・力感が生まれるからである。

「下腹に力を入るるとは腹の皮に力を入るるにあらず……」

ある能の伝書にある教えである。下腹に力を入れることは腹の皮に力を入れることではない。この在り方をつかむことは大変難しいことだが、非常に大事なことだから、よい先生についてじっくり勉強し、なるべく早くつかむようにしなければならない、と教えている。しかし、伝書では、下腹に力を入れるということがどういうことなのかは、どこにも説明されていない。

このことは前項の説明でほとんど明らかにしたとおり、横隔膜式呼吸を充分に行なうことの大切さと、保息の重要さを指摘しているのだといってさしつかえない。ところが、現在の声楽その他の発声の指導においても、この点を混同して、腹筋を強くすることが大切だといって、腹筋の収縮緊張力や抵抗緊張力の訓練に努力させるという誤りを犯していることが多い。

呼吸の各時期における腹筋の役割は、強い収縮緊張力よりも、幅の広い弾力のある伸展性と、明確繊細な感覚能力によって、果たすことができるのである。

正しく下腹に力が入った状態は、腹が前後左右に豊かにふくらみ、押してみると、柔らかいけれども、腹の内側の奥から弾力のある強い力が湧いてくる感じである。横隔膜の収縮緊張力が強く、腹筋の弾力が強いことから生まれてくる、腹腔内圧が高い状態である。腹の皮(筋肉)に力を入れた状態は、前後左右の豊かなふくらみがなく、腹の筋肉がコチコチに堅く、腹の中身まで固まっている感じである。このふたつの状態の差異は、一回体験すればはっきりわかる、きわめて明瞭なものである。

女性は胸式呼吸か

日常の呼吸において、男性は腹式、女性は胸式と言われているが、ほんとうにそうであろうか。そしてなぜそう言われてきたのであろうか。

胸式呼吸と腹式呼吸とかの考え方が生まれたのは、現代の解剖学が始まってからのことである。歴史的な考察は煩雑にすぎるので大雑把にしておきたいが、現代の解剖学は、西欧の約四百年前からのものといえよう。そしてその解剖学を基礎にしたリングのスウェーデン体操が生まれたのが約百五十年前である。そしてドイツ体操やデンマーク体操その他の影響を受けながらも、日本の体操では今でも依然としてこの考え方が主流をなしている。死体解剖学が宿命的に、静的・分析的・断片的・外面的であるように、それを基礎にしたスウェーデン体操の考え方もまたそうであった。もともと胸式・腹式という呼び方も、その呼吸法のからだの外面に現われる動きの部位によってそう呼んだのであって、機能的には胸郭式・横隔膜式、あるいは拡狭式・深浅式と呼ぶべきものである。

さて、解剖学や体操が発達した頃の西欧の社会で、女性の地位、在り方はどうであったろうか。それは女性を尊重していたとはいいながらも、外面的・形式的なものであり、その生活様式は、極端に強く締めつけるコルセット・胸を大きくあけた上衣・骨の入った長いスカートによって象徴されるものであった。すなわち内面的には、女性は男性にとって愛玩の対象でしかなかったといってよかろう。解剖学や体操の研究者は、主として男性であって、その研究者が女性の呼吸法を外側から見た場合、どういうことになるかは次のように想像してもまず間違いはなかろう。

まず、コルセットによって強く締めつけた状態においては、腹部は細く括《くび》れたままで、ふくらむことができない。腹部が括れたままでふくらむことができなければ、横隔膜式

(腹式)呼吸ができるはずはない。したがって女性は胸郭式呼吸をする他はない。そこで女性は、胸式呼吸だということになってしまう。

次に、男性にはなくて女性だけにある生理現象に「妊娠」がある。このときは、コルセットの場合とは逆に、腹部は強くふくらまされた状態をつづけることになり、さらにそれ以上ふくらむことや括《くび》れることが不可能となる。この場合にも横隔膜式呼吸はほとんど不可能で、胸郭式呼吸に頼らざるを得ない。そこで女性は胸式呼吸だということになってしまう。

さらに見逃すことのできない現象として、人間が強烈な喜怒哀楽の情に支配されたときは、横隔膜式(腹式)呼吸が自動的に抑制されてしまうということがある。したがってそのような時は、胸式呼吸を主とする呼吸を行なっていることになる。このことは日常生活の中でのことを具体的に考えてみれば、すぐうなずけることであろう。ところで一般に、女性は男性にくらべて、強く喜怒哀楽の情に支配されることが多い。また男性は女性のそうした状態に接してそれを楽しむという傾向がある。そのように、男性が女性を性的愛玩の興味をもって、注意して観察するとき、女性が胸式呼吸を主としているということになる。いったんこのように女性は胸式呼吸だということになって、それが学説として記述されると、それが固定概念となって強いエネルギーを持ち、概念の一人歩きが始まり、事実の再検討がなされなくなってしまう。最近ようやくこのことの研究が改めてなされて、男性も女性も、人類のすべては、日常の呼吸において横隔膜式呼吸を主にしていることがはっきりしてきた。

女性に妊娠という生理現象があるために、先天的に胸郭の可動性がすぐれていて、日常の呼吸の場合でも男性にくらべたとき、胸式呼吸による呼吸量の比が大きいということは、依然として正しいのであるが……。

いずれにしても、人間は日常の呼吸において、横隔膜式を主としながら胸郭式もあわせて全体で呼吸し、その時々の状態に応じて適切にその割合が変化していくようになっているものなのである。

それにしても、このような新しい研究によって事実が見直された現在において、いまだに保健体育の教科書のほとんどは書きかえられていない。今さらながら先入観の頑固さと、概念というものが如何に固定されやすいかを、そらおそろしく感じるのである。

横隔膜式呼吸の仕組

横隔膜式呼吸法は、横隔膜を持つ生きもの、哺乳類にとっては、もともと正常な最も基本的な呼吸法で効率の高い呼吸運動である。それは男女の性別に関係なくそうなのである。

ただ女性の場合は妊娠という横隔膜式呼吸を制約する生理現象があるために、それを補償するために、男性にくらべて胸郭式呼吸の能力が高いというだけのことである。

横隔膜は「横」というけれども実際には、前は胸骨下端、後ろは腰椎(第1・2・3)、横は肋骨の下六対の内側についているから、前が高く後のやや低い「斜」ということになる。「膜」というけれども実際には筋肉で、それも骨格筋であり、横紋筋であり、脳脊髄神経の支配する随意筋と呼ばれるものである。数多くの筋肉が集まって全体として膜状となり、それがお椀を伏せたような形になって、胸腔と腹腔を隔てている。そのいちばん高い所は乳頭の辺りまで上がり、その上り下りの幅は深い呼吸のときは十センチを越える。

随意筋と呼ばれる筋肉は、一般に文字のうえでは、意識に随《したが》って思うように動かせると思いがちである。しかし随意筋とよばれる筋肉のひとつひとつを、随意に動かすということは、訓練すればその可能性があるというだけであって、ふつうにはまったく不随意なのである。横隔膜もその例外ではなく、外から見ることや触れることができないだけに、どこにあるかの局在感もきわめて不明確で、その働きの実感を直接つかむことは、きわめて難しいことなのである。

ここで横隔膜呼吸の仕組を、もう少し検討してみよう。

横隔膜と呼ばれる膜状の筋肉が能動的に収縮すると、結果として、上へのふくらみを豊かにもった深いお椀を伏せたような形から、ふくらみが減って、浅いお皿を伏せたような形になる。すなわち胸腔の底・腹腔の天井が下降して胸腔容積が拡大され、胸腔内の気圧が下がって、外の気圧と等しくなるまで外から空気が入ってくるということになる。これが息を吸う「吸息」である。ところが、横隔膜が下降するためには、横隔膜の収縮緊張力が強いだけではどうにもならない。それは横隔膜の下は腹腔で、その中は腹部内臓によって満たされているからである。腹部内臓は液体的であるから形の変化に対する抵抗はそれほどでもないが、容積の変化に対しては強く抵抗する。そこで横隔膜が収縮して下降するにしたがって、腹腔を形づくっている腹部の筋肉が、なるべく抵抗しないで伸び展げられて外側にふくらみ、腹部内臓の行き場所をつくってくれなければならない。このようなことのために息を吸うとき、腹がふくらむということになるのである。

このようにして充分に息を吸った状態、すなわち横隔膜が充分に収縮緊張したまま、弛緩させずに、そっとその状態を保ちつづけていることを「保息」という。

横隔膜が緊張を解き弛緩すると、伸展させられていた腹筋は自動的に収縮し、腹がへこんでくる。さらに腹筋が能動的に収縮すると、今まで横にずんぐり太かった腹部内臓は、その全体の形が細くなり高さが高くなるということになり、結果として緊張を解いて休んでいる横隔膜を上に押し上げる。このことは、腹の天井が高くなり、胸の底が上にあがって、胸腔容積が縮小され、胸腔内の気圧が高くなって、外の気圧と等しくなるまで胸腔内の空気が外に出る、ということになる。これが「呼息」である。

呼息がすんで次の吸息までの間に、少しの間の休止がある。これが「止息」である。

上体のぶら下げと横隔膜

前に述べた「上体のぶら下げ」の運動で「ぶら下げたままで静かに横隔膜式呼吸をしていると、だんだん深くぶら下がってゆく。からだの重さと横隔膜の力で下がってゆく」(九十五ページ)と書いたが、横隔膜式呼吸のことがわかってきたところで、なぜ、からだの重さと横隔膜の力で下がっていくのか、その仕組を吟味してみよう。

この姿勢は胴体がほとんど逆立ちになっているので、ふつうに立っている場合とは大分条件(とくに上下の関係)が変わってくる。すなわち、この姿勢のままで横隔膜呼吸で息を吸うということは、横隔膜が能動的に収縮緊張するために上にあがり、腹部内臓を腰(尻)に向かって押しつけることになる。したがって、腹壁は前後左右にふくらまされるわけである。ところが前の腹はからだが折れ曲がった内側になるため、大きくふくらむことはできにくい。そこで横腹と後ろ腹へ強いふくらみの圧力がくわわり、その部分の筋肉などが強く引き伸ばされる結果となる。横隔膜がよく働く人においては、その圧力が広くその周辺にまでおよんでいくから、お尻から股の中身までふくらむのがよくわかる。

　さて、次の瞬間の息を吐くということは、横隔膜が弛緩し受動的に伸展させられて下に下がり、腹部内臓が腰（尻）に向かって押しつけられることがなくなり、腹部内臓も下に下がって、その前後左右方向へふくらまされることがなくなる。そこで息を吸うとき強く伸び展げられていた筋肉は、急にゆとりができ、その分だけ、上体の重さで下に下がり、深く屈がるということになる。このことがくり返されてだんだん下がっていくのである。このように横隔膜の収縮緊張の力は、からだの動きのすべてにわたって、直接的にあるいは間接的に大きな影響力をもつのである。

　次に、胸郭式呼吸が悪いといわれる理由を考えてみよう。前にも記したように、胸郭式呼吸は胸腔容積を拡大・縮小させるのに、胸腔の底面積（太さ・広さ）を変化させることによる方法である。胸囲を増やしたり減らしたり、といった方がわかりやすいかも知れない。この呼吸の仕方は、手を前胸に当てて、胸いっぱい充分に息を吸い、その全部を吐き出す、をやってみるとすぐわかるが、手（胸）が前上にあげられることによって息が入り、それが下りることによって息が出る。これは、胸郭の構造から肋骨が上に引き上げられるためで、そう動くしか方法がないからである。ためしに胸に当てた手が前上にあがらないように気をつけながら、息を吸おうとしてみると、どうにも具合が悪いことがわかる。この胸郭を上に引き上げるという仕事は、胸の重さや内部抵抗に打ち勝ってなされなければならないものだが、その力は全部肩から頸・喉にかかってくる。このことは、そこが息の出入口であり、発声器官のある所であるだけに、その働きを拘束して妨げることになってしまう。

さらに具合の悪いことには、呼吸にとって最も大切な横隔膜が、ま後ろは腰椎《ようつい》の内側についているけれども、その大部分の前と側《よこ》は、胸郭を形成している胸骨の下端と肋骨の下六対の内側についているということである。胸郭が上にあがってしまうということは、横隔膜もそっくり引き上げられてしまう結果になる。つまり、胸腔容積を拡大するために底面積を拡大しようとする働きが、同時に胸腔の底となっている横隔膜を引き上げ、胸腔の深さ(高さ)を浅くしてしまうことになる。したがって、胸郭を引き上げると同時に横隔膜を収縮させて底を下げないかぎり、胸が拡がったわりには胸腔容積そのものは拡大されないのである。

実際には胸郭式と横隔膜式とが厳密に単独に別々に働くことはなく、いつも相関連して具合よく働いてくれるので、有合せのままでもふつうの生活には何らさしつかえはないが、よりよい呼吸が要求される仕事をするためには、まったく不充分である。有合せのままでは、横隔膜式呼吸の機能が低下している現代人にとっては、呼吸・発声その他の訓練体系の初期において、横隔膜の意識的訓練がどうしても必要になる。そこで、胸郭式呼吸を主とするような呼吸法で間に合わせてしまうことのないように、とくに初期の段階では胸郭式呼吸が悪いかのように強調されて注意されるのである。

女性が妊娠したときや、過食して満腹のときなどは、横隔膜が収縮して下にさがりにくい。また、危険に対して警戒態勢をとっているときなどは、神経生理的に横隔膜機能が抑制される。このように横隔膜の働きが充分に行なわれない場合には、胸郭式呼吸の主役としての働きが大変重要となってくる。さらに、横隔膜式呼吸の能力が十分に発達している場合でも、最高の呼吸能力を発揮するためには、それに協力する胸郭式呼吸能力自体をも有合せ以上に訓練することが要求される。

胸郭式呼吸能力を高めることにとって、胸郭を拡大・縮小させるための筋肉の力を増すことは大切なことではあるが、それより以上に大切なことは、拡大・縮小についての内部抵抗をできるだけ少なくすることである。そのためには、抵抗の原因となる胸郭の拡大・縮小に関係する諸筋肉の不必要な持続的緊張の傾向をなくすための練習によって、胸郭に豊かな弾性をもたせることが、先決問題であろう。

この胸郭の柔らかさは、呼吸の問題だけに限らず、立って生活する人間にとって、すべての動きの死命を制する問題である。胸郭式呼吸は、人間の呼吸機能全体にとってなくてはならない重要な呼吸法であって、けっして敵でも悪でもない。欠点となる抵抗を取り除いて、その機能をさらに積極的に訓練し、横隔膜式呼吸との有機的協力のあり方を具体的につかむことが必要なのである。

息の仕方の微妙な違い

広辞苑によれば「息を詰める」とは「いきをしないようにして、じっとしている。また、いきもできず、じっとしている」とある。これに近いことばでは、
「息を凝らす」(いきをとめ、じっとしている)
「息を殺す」(いきをおさえて音をたてないようにする)
「息をのむ」(はっと驚いていきをとめる)
「息を張る」(深く呼吸していきを腹にこめる)……などがある。

これらは、そのいずれもが、ある時間、息を吐いたり吸ったりしないで止めているという状態に、特徴を求めている点で共通している。しかし、呼吸法や呼吸期においては、それぞれが違った条件をもっている。

からだの中身の変化ということから検討してみると、さらに、微妙な違いのあることがわかる。

「息を詰める」を中心に検討してみよう。

「息を詰める」ということだけを取り上げてみても、その実体は一様ではなく、このことばを使うそれぞれの分野で、独得なあり方を指してそう呼んでいるので、問題が複雑になってくる。

排便のときの間違った息み方、力仕事をするときの間違った息み方などが「息を詰める」の典型的なあり方である。この場合は、顔が赤くなり頸の筋肉や血管が強く張って浮き出てくる。大きな力を出そうとするために、意識しなくとも、からだは自動的・反射的に胸腔や腹腔の内圧を高めようとし、全身の筋肉の緊張が、多くの不必要な緊張をともなって起きてくる。このとき、腹筋は強く収縮緊張するので、腹腔内容を細く締め上げてその背を高くする。このことによって横隔膜は押し上げられる。胸腔は底が上がり浅くなり容積が小さくなるので、息が出てしまうことになる（息が出てしまえば、体腔内圧を高めることはできない）。このとき、横隔膜が強い緊張を保つことができれば、腹腔内圧は高くなって、力仕事に最適な基礎条件ができ上がるのだが……。量的に大きな力を出すためには、この腹腔内圧を高めることのできる能力が必須条件なのである。一般には、骨と筋肉だけに着眼して、このことを忘れていることが多い。重量挙のような場合には、胸腔内圧の問題も重視されてくる。大きな外力に耐えるためには、骨と筋肉の力だけでは不充分なのであって、胸腔内の気圧・腹腔内の液圧、とくに腹腔内の圧力の重要さを強調しなければならない。このような場合、胴体の筋肉の役割は、胴体の体腔内圧を高めることにある、と考えるべきであろう。

さて、横隔膜の抵抗緊張力が弱いときは、それを補償するために、喉頭部(頸)の筋肉を緊張させることによって、喉にふたをし、喉に栓を詰め、息の出るのを無理矢理に止めて、体腔内圧を高めようとする働きが起きてしまう。結果として外側に現われる状態は、顔が赤くなり、頸の筋肉や血管が強く張って浮き出してくるということである。極端な場合は、呼吸や血液の循環を無理矢理止めてしまうために、唇は紫色になり、この後で頭がくらくらし、目まいを起こして倒れる、ということにもなる。もちろん、心臓その他の内臓にも悪い影響をあたえることは明らかである。私は「すべての運動において、息を詰めてやってはいけない」と、息を詰めることを否定的にとらえることを原則にしている。

しかし、伝統芸能のある分野では、「息を詰める」を、「息を張る」とほとんど同義に使い、これを呼吸法の中で最も大切な基礎とし、肯定的なとらえ方をしている。したがって「息を詰めることがわからないようで、○○ができるはずがない」というようなことになる。これはいったいどういうことであろうか。この場合は、横隔膜式呼吸の保息の状態を指しているのであって、前の場合と似ているようで、はっきり違う状態である。横隔膜式呼吸の「吸」で、息が充分に入った後、腹筋が収縮緊張するとき、横隔膜は抵抗緊張をつづけるのである。そのために、喉にふたをしたり、栓を詰めたりしなくとも、すなわち胸・頸・喉を緊張させなくとも、結果として息は吐かれないで止まっていて、しかも、顔は赤くならず、首の筋肉や血管も強く張り出すこともなく、腹腔内圧は高まり、あらゆる働きの理想的基礎条件ができあがるのである。

このようにこのふたつの状態は、同じ「息を詰める」と呼びながらも、まったく異質の状態で、これをひとつのことばで呼ぶことはまったく不適当である。私は後の場合を「息を保つ」と呼んで、はっきり区別すべきだと主張したい。「息を張る」が正しく行なわれたときは、「息を保つ」と同じである。しかし、「息を詰める」ことによる張り方と混同されて使われることが多いので、「横隔膜の強い抵抗緊張力で保つ」正しい張り方を、はっきりさせるためにはやはり「息を保つ」と呼ぶのがよいと思う。

「息をのむ」「息を凝らす」「息を殺す」という状態についても、「息を詰める」の場合と同様に、その場の条件やその人の在り方でそれぞれが一様ではなく、それぞれをひとつのことばで括ってしまうことは、粗雑にすぎるように思う。

「息を殺す」という場合、息をおさえて音をたてないようにする、という点では共通であっても、強い恐怖や警戒的態勢から、全身を固く縮めて、結果的に横隔膜式呼吸はほとんど止まり、浅い胸郭式呼吸をわずかにしているという状態と、逆に、全身をゆるめて拡げ溶かし、きわめてゆっくりした横隔膜式呼吸をしている、忍者のような在り方と……。同じ「息を殺す」という呼び方では無理であろう。忍者的在り方は「息を溶かす」とでも呼ぶべきであろう。

「息を凝らす」という場合も、息を殺すと同じように、息もせずじっとしている、という点では共通であっても、特定の対象に対する恐怖と警戒的態勢から、全身を凝り凝りに硬く縮めて、結果的に横隔膜式呼吸はもちろん、胸郭式呼吸さえもほとんど止まってしまっているような状態と、全身はゆるめて澄みきっていて、あるひとつのことに集中するために、自動的に呼吸が制御されて、横隔膜式呼吸の保息の状態が保たれている状態とを、「息を凝らす」のひとつの括弧で括ることはできないであろう。「凝」の文字のもつふたつの意味「凝り固まる」と「まとまる」とは似ているようで、からだの中身の感覚からすれば、まったく異質のものである。後の場合は、針孔《めど》に糸を通すとき、射撃で的を狙うときなど、生活の中でよく体験することである。呼吸法を手がかりにしたよりよい在り方を、充分に検討すべきであろう。

この他にも、生活用語として、「息」という文字をふくむ数多くのことばがあるが、深く検討すればするほど重大な問題が浮かび上がってくる。「息の仕方が生き方である」ということは、その人が生活の中において、どのような呼吸の在り方をしていることが多いかの傾向によって、その人の性格や、からだの中身の在り方が決定されていくからである。性格や体質が基で、それによって呼吸が決定されると考えたい人は、そう考えてもさしつかえない。

いずれにしても、性格や行動が、呼吸と密接不可分の関係にあり、呼吸法の意識的練習によって、性格や体質を変えていくことが可能だということなのである。その実例は数多くあるが、呼吸法を変えることによって、一瞬にして世の中が変わったように感ずる、ということもめずらしいことではない。いたずらっぽい遊びとして、友人知人について、呼吸の型によって性格を分類してみると、大変おもしろい発見ができる。それを真似しておもしろがっているうちに、何か重大なことがひそんでいることに気がついてくるであろう。このことを演劇表現の角度からいうならば、どんな呼吸をするかという、呼吸法を直接の手がかりにして、役づくりが可能である。というよりは、そのことを抜きに役の創造はあり得ないというべきであろう。

第四章　原初生命体の動き

からだの動きの中に人間とは何かを求めつづけてきた私にとって、この章の内容が私のすべてであるべきはずである。しかし、まさに無限といってもよい人間の動きを、ことばで表現することはもともと不可能なことである。とくに言語表現の困難な動き、高度の技術を必要とする動き、危険のともなう動き、移動(歩・走)をともなう動き……などはほとんどすべてここに取り上げることを断念せざるをえなかった。また、すべての動きに共通する動きの原理というべきものも、はじめにいくつかをあげるだけに止め、その他は各運動の中に含めて書いた。呼吸の問題はすべての動きにとって、ぜひこうでなければならないというきびしい在り方があるのだが、きわめて微妙で煩雑になるおそれがあり、しかも意識的にやることが不適当な場合が多いので省略した。各運動の説明の感じを大切にしてやれば、自然に好ましい呼吸が生まれてくるはずである。

むちの構造と生命体

下等動物から人間までの基本構造

むちは、木・竹・革・麻縄……などを材料にして、その用途によって天然素材のままのものから人工的に工夫・加工されたものまで、日本でも外国でも昔からいろいろな種類のものが作られてきた。むちは古くて新しく、原始的であると同時に現代的でもある。ホモ・ファーベルとしての人類とはきわめてなじみぶかい道具のひとつであろう。

ここで「新しく現代的でもある」と言ったのは、現代では「むち」と呼んでそのままのあり方で使われることは稀《まれ》になったけれども、衣食住の日常生活の中で接する諸道具から複雑な機械類まで、このむちの構造と機能の原理によらないものはない、と言ってもよいほどだからである。

さて、むちの基本構造は、大雑把に言って次の三つの条件に要約される。

● 基(元)の部分が太く(大きく)、先端(末端)にいくにしたがってだんだん、細く(小さく)なっていく。

● 基の部分が硬く、先端にいくにしたがってだんだん、軟らかくなっていく。

●基の部分が重く、先端にいくにしたがってだんだん、軽くなっていく。私の使っているむちは、基の部分が竹、中間の部分が革紐、先端の部分が麻縄で、それぞれの部分が先端にいくにしたがって細くなっている。

さらに別の見方をすれば、

●基の部分が比較的乾燥していて密度が高く、先端にいくにしたがってだんだん、潤いをもち密度が低くなっていく。

●動物の筋肉についていうならば、からだの基の部分の筋肉は、太く厚く大きくて強大なエネルギーを出し、疲労を知らないが感度は低い。からだの末端の部分にいくにしたがってだんだん、出すエネルギーは小さく、すぐ疲れるが、感覚は鋭敏繊細となり、感度は高くなる。いずれにしても、この条件をすべて充たす必要はないけれども、どれかひとつ以上持っていなければ「むち」とはなり得ない。

この構造は機能を主としてみれば、最も大切なこととして、「一定のエネルギーで、最高の速度を得るための絶対必要条件である」ということになろう。基の部分にあたえられたエネルギーが先端に伝えられて、その先端が音速を突破するのはたやすいことである。むちをふると特有のものすごい音がするのは、その先端が、音速以上となるために起こる衝撃波なのである。別の角度からいえば、「一定の材質あるいは一定の量で作った構造物としては、物理的な外力に対して最大の抵抗力(耐久力・安定性)を発揮する」ということである。超高層ビルの柔構造理論の基本はこれである。

むちの構造は、草や木の構造はもちろん、下等動物といわれるものから人間にいたる、すべての動物の基本構造で、この構造の複雑な組合せによってできているのである。

ハンマーの構造と機能

ハンマー(槌)の構造はむちと正反対であり、機能においてもそうである。ただしハンマーは「一定の速度を得た場合、動きのエネルギーは最大となる」という利点がある。

人間がハンマーを使うときは、人間がむちになり、動きの軌跡を工夫することにより、ハンマーの欠点を補い、ハンマーの先端に大きなスピードをあたえやすくし、その利点を最大に生かしている。

そこで一定のエネルギーで最大の力を発揮するために、動物(人類)は、むちとハンマーの構造と機能の原理の利点をあわせ持つ動きをするのである。すなわち動きの始めからほとんど終りに近くまでむちの原理で動き、最高のスピードを得たところで、最後の瞬間、突如として末端を固めてハンマーに変えるのである。ピアノの打鍵、ボクシングのパンチその他は、その典型である。このように同じ部分がむちになったり、ハンマーになったり、自由に変えることのできる、相互変換性に富んだ機械は現在でもまだ作られていない。自然の仕組の素晴らしさに驚嘆せざるを得ない。

釣竿、野球のバット、テニスのラケット、ゴルフのクラブなどの運動具、箸・フォーク・スプーンなどの生活用具をみても、むちか、むちとハンマーを結合したものがほとんどである。

むちの原理で階段を昇る

最近、高層建築や地下鉄・地下街の発達により、人間の居住空間が鉛直方向に急速に拡大されてきた。水平空間には限度があり、垂直空間はある意味で無限であることに関係がありそうだ。したがって、この傾向は今後もつづくことになる。それにともなって、人間の位置移動運動における垂直移動の占める比が、水平移動よりも急速に大きくなった。

エレベーターやエスカレーターの設備は大変増えたけれども、それは充分であろうか。どれほど昇降機が設備されたとしても、階段という原始的設備による昇降の必要性は、飛躍的に増えざるを得ない。ことによると、一日の生活の中で、水平に歩行することよりも、階段によって昇降することの方が多いということになりかねない。水平方向の歩行は、車によることが多いからである。

この階段の昇降におけるからだの動きは、まさにむちの構造と機能の原理の活用場面である。一般に、脚を動かして一段一段昇ったり降りたりするために、その上げる脚や下ろす脚、すなわちいま目に見えて動いている脚に力を入れることが多い。しかし、このような意識や力の入れ方は、まったくむちの原理と逆の不合理な動き方である。

いま新しく階段を踏んだ左足に重さを任せ、重さを任せることによって生まれる階段（地球）からの反動のエネルギーを、左足→左脚→左腰→右腰→右脚と伝える。そのとき、右腰・右脚の力が抜けているならば、右脚は振子となって前に振り上がるエネルギーとなる。そのとき、右膝が充分にゆるめられていれば、抵抗なしに屈がって振子の長さが短くなり、そのことによって振幅が増大し、自然に一段上の階段に右足の裏がつく。このことをくり返すことによって、何分の一かのエネルギーで階段を昇ることができる。筋肉の収縮緊張の力によって昇るのではなく、重さのエネルギーの伝送によって昇るのである。降りることについてもほとんど同理。

この場合、左足の裏と階段の接触面がむちの基となり、左足→左腰→右腰→右足とつながって、右足の裏がむちの先端となっている。したがって、現実の太さや硬さや重さを無視して、むちの先端になる部分が細く柔らかく軽いというイメージをもつことが大切である。

こんなことを検討しながら階段を昇降してみると、今まで苦しかったものが突如として、大変楽しいことに変わるのでまことに愉快である。もともと「楽である」ということが「楽しい」ということなのである。

サボる動き――からだはむちの多重構造

腕立伏せ腕屈伸という運動がある。ふつうのやり方は、からだを一直線にピンと保ったままで、そのからだが床にふれそうになるまで腕を屈げてからだを下ろし、ついで腕を伸ばして元に戻る。これを一回の動きとして、なるべく多くの回数できるのがよい、とされる。からだを一直線に保つための腹筋や、そのからだを下げたり上げたりする腕の筋肉を鍛えることを目的としているのである。

この運動は前に「最大量の力を出し、最高速度や持久力を求めるためには、それぞれの瞬間には、全身の筋肉のうち、少なくとも半数の筋肉を完全に休ませていなければならない」(二十四ページ)という原理の生まれる具体例として取り扱った。今はこの運動を次のようなやり方と比較してみたい。

この運動が苦しくなったとき、あるいは力が弱くて始めから正しく行なうことのできない者はどうするであろうか。お腹を下げたり、逆にお尻を高くあげたり、全身をくにゃくにゃ波打つようにしたりするものである。これは、このようにすれば何とか腕を屈伸させてからだを下げたり上げたりすることができることを、からだが知っていて自然にそうなるのである。しかし、それは一般的には「ごまかしの動き・サボる動き」として否定されるのがふつうである。

もし始めからそのようにやったらどうであろうか。からだを一直線のままやるよりは、格段の違いで多くの回数ができるはずである。

さらに今度は、「一直線に保ってするのがいいことで、くにゃくにゃするのは悪いことだ」という枠を取り去ってしまい、「いちばん楽に全身が床(地球)に近づきいちばん楽に全身を高くあげることがいいことだ」という考え方で、徹底的にサボる動きを探ってみる。腕立の姿勢で、全身の力をゆるめて休むと、お腹(腰)が下がり、膝→股→腹→胸と床にふれ、それから腕をゆっくり屈げて全身を床にまかせる。このようにすると全身のどの筋肉もほとんど休んだままのような楽な感じでできる。腕を伸ばすときは、この逆に、顔→胸→腹→股→膝と、順々になめらかに床から離しながら腕を伸ばし、全身を高く上げていく。最後はお尻の所を高くあげてしまった方が楽かもしれない。

さて、このようなやり方は、悪いやり方だろうか、また何の効果も望めないやり方なのであろうか。私はこの方法こそ最も自然で合理的な動き方だと思うのだが……。

この動きを楽に、そしてもっと楽に……と、徹底的にやってから、次の動きをやってみてほしい。

前の運動の、床にすっかり全身を任せてしまった姿勢を始めの姿勢とする。前の運動の床から離して全身を高く上げていく動きを、「フゥーッ」というようにテンポを早くしてみる。これが「フッ」というくらいに、短時間の中でなめらかに早く動きが伝わるようになると、最後がスナップの動きとなり、全身がフワッと軽く空中に浮き上がってしまう。もちろん、下りるときは落下傘が地面に「フワフワ」と落ちるように、全身が音もなく床に柔らかく吸いつくようになる。何回つづけても平気、しかも全身どこも苦しい所がないままである。

さて目に見えて動く部位、すなわち、この場合は腕の筋肉を鍛える、という考え方が、一見きわめて素朴で当然のように見えるが、じつはここに大きな誤りがある。このような動きが、生きものとしての自然の動きと正反対の最も悪い動きであることを考えたことがあるだろうか。人間が体外道具として造りだしたどんなむちよりも、自然の生きものとしてあたえられた圧倒的に精巧なむちの多重構造である「からだ」、その絶妙な機能を損わせたものは何か、その解答のひとつがこれである。

逆立ち——頭の一点で立つ

「立つ」ことの意識的体験

逆立ちは「立」にその本質がある。からだの「だ」は「立」である。「たつ」は「建」であり、「発」でもあり、「起」「経」その他きわめて多義多様で豊かな奥深いことばである。広く深く検討する必要がある問題だが、それは省略して、今ここでは「立つ」ことの意味を、「より解放することによる、より新しい可能性の獲得」にある、というところに中心をおいて考えを進めてゆく。

私たちは二本の脚によって立つということを、蠕動《ぜんどう》から匍匐《ほふく》、匍匐から直立する過程として、意識的な体験をすることなしに過ごしてしまった。自己の意識をもったとき、そして体験を記憶することができるようになったとき、すでに私たちは二本の脚で立って生活していたのである。幸か不幸か、立つことの意味を、有難さを痛感することなしに今まで来てしまったのである。病気とか負傷とかで立つことができなくなり、再び立つことができるようになる、という場合にしか意識的体験はできない。

いずれにしても、直立ということがサルが人間になることにとっての最重要な必須条件であったにもかかわらず、自分自身の直立の成立過程を鮮明な感覚として体験し得なかったことは、なんとも残念なことである。そのために、今の自分の直立の在り方を、そしてその本質的意味を充分に検討することなしに、いい加減なままで間に合わせているのである。

逆立ちは人間にとって、母親の胎内でそうであったという意味においてきわめて懐かしく安らかであり、意識的自己にとってはまったくの未開拓な僻地であり、感覚的には新鮮でエネルギーに満ちた処女地ともいうべき姿勢・動きなのである。

サル→直立→解放→労働→人間という、人間の本質を立つこととみる考え方からすれば、逆立ちが、立つということの成立過程の意識的体験として最適のものであるということができる。このことから次のような考え方が生まれてくる。

- 体操とは立つことの本質とは何かを探検する営みである。
- 体操とは逆立ちの練習によって、立つということの本質とは何かを、新しく実感する営みである。
- 体操の動きのすべては、よりよい逆立ちを可能にする方向によって価値づけられ位置づけられる。
- 人間の動きにとって重要な原理のすべては、よりよい逆立ちとは何かを追求することの中から発見することができる。

●人間の動きの新しい発展の方向は、よりよい逆立ちの多様性を探検することによって発見することができる。

●宇宙における人間存在の意味は、よりよい逆立ちの探検の営みの中において感得することができる。

ここにいくつかの考え方を記してみたが、まだまだ多くのこのようなことが次々に立言できるのである。

ヨガの逆立ち

私は逆立ちの基本は、手を床(地球)につく逆立ちではなく、頭を床について立つヨガの逆立ちにあると思っている。それは次のような理由からである。脚で立つふつうの直立の時に、最も上にある頭の天辺(頭頂)を最も下にして床につけてまったく逆になるということ。からだの構造上の条件から前(腹)と後(背)が最も不均衡な肩関節の影響をさけられるということ。頭の天辺の唯一点で床に触れて、体重をそこに全部任せることができるということ。したがって長い時間(数十分間)でも静かに安らかに澄みきった感覚で味わうことができるということ。重さの方向にからだの主軸を一致させ、ほとんどまったく筋肉を緊張させることなく、完全に重さを骨に任せ、床(地球)に任せる感覚を実感させるのに最適だということ。

両手を床につくふつうの逆立ちは、無意識にどうしても肩や腕による頑張りによって、ごまかしのでっち上げの逆立ちをしてしまうので、かえって「立」の本質をつかむのが難しい。ヨガの逆立ちは、天地自然の原理に任せきる立ち方がよくわかると、十分間でも二十分間でもそっと静かに安らかに澄みきって、地球と一体になり、宇宙に溶けこんだ、まさに逆立ち禅、からだの中での静寂の境地を体験することができる。

私にとって「澄みきる」とか「静寂」とかいうことは、からだの中の動きが止まってしまうということではなく、からだの中身の変化・振動がきわめて微小な振幅のものとなるという動的性格を含んでいる。私は文字どおりの「不動」を大切なものとは思っていない。

それではヨガの逆立ちのやり方を説明しよう。

①正座する。両手の指を軽く組み合わせる。膝の前の床に、小指を床につけ、親指が上で、掌の面が床に垂直になるように置く。この時、両肘が肩幅となるように前腕を床につける。

②ついで、からだをゆるめて前に屈げ、頭を前に下げ、後頭部が掌にぴったりつくようにして、頭の天辺を床につける。

③つづいて、腰を浮かして足の指を立て、からだの中身を溶かして地球の中心の方向へ注ぎこむ(流し込む)ような感じで、からだの重さを頭の天辺の一点に徐々に乗せてゆく。腰が大きく浮いてくるとき、背中を充分にゆるめる。この感じがなかなかつかみにくいが、左右の肩胛骨の間の部分と、へその真後ろの部分すなわち「そへ」の部分を緩めることがとくに大切である。

腰が高く上がってゆくにしたがって、膝は伸び、足の指先はバランスの関係で自然に頭に近づいていく。実際には足の指先で軽く細かく歩くような形となる。やがて脚にかかる重さがほとんどなくなったとき、脚は膝が曲がってまとめられて床から離れ、頭から腰までは逆立ちとなってしまう。頭頂は地球の中心へ向き、尻の穴は天頂を向くわけである。この間脊柱の線は徐々に適切な曲線の変化を経て直線になるのであるが、意識的にやるのはよくない。また、頭を床につけるところからここまでは静かに息を吐きつづけるのだが、ここでちょっと止まって静かにたっぷり息を入れる。

④からだの中身が落ち着いたとき、息を静かに吐きながら、曲げられまとめられている脚を徐々に天頂に向かって静かに伸ばし、のびのびと安らかにどこまでもまっすぐに充分に伸びる。

これで形としてはいちおう逆立ちができたことになるのだが、伸びていく感じはそのまま保ちつづけ、静かでたっぷりな呼吸をつづける。このとき、伸びる流れが足の親指の先から出るか踵から出るかなどのイメージによって足首からつま先への形はきめられる。

まっすぐになった状態は、だらりとぶら下がったのを逆にした、まさにぶら上がりの状態で、まっすぐで柔らかくてなるべく長く伸びるのがいい。しかも、稲や水仙の若芽がどんどん伸びてゆくあのエネルギーを静かに内に包んでいる。からだの中身はまるごと全体ひとつになって、透明平静そのもので、体液に浸っているすべての細胞が自由に楽に息をしている感じである。からだの中のすべての細胞が、もともとの自分の在り方として、さりげなくそこにいる感じなのである。

下りる時は、末端の足先から順々にゆるめて屈げてまとまりながら③の位置を経過して……というように、立つ時の逆の経路で下りてきて元に戻る。下りる時は③の位置に止まる必要はない。

一般に体操というものは、ある部分の筋肉の収縮緊張力を強くしようとか、この関節の動く範囲を拡げて柔らかくしようとかいうように、分析的・近視眼的な目的や効果を意識してやることが多い。また、この運動をすればこんな効果があるというように、せっかちな対症療法的・薬の効能書き的考え方でやる人が多い。私は、このような考え方をいい加減でやめたらどうかと考えている。

どんな目的でどんな効果があるかということは、誰か特定の人によって、やる前から一律に一方的に決定されてしまうものではなく、それぞれの人がやってみた結果として、その人それぞれにいろいろな感じ方としてあらわれてくるものであると思う。のびのびと安らかで、気持がいいからやるという、おおらかな在り方こそほんとうのやり方ではないだろうか。

目的とか効果とかを組織的・体系的・合理的に考えてやることは、人間独自の貴重な在り方ではあるが、これだけが人間の在り方のすべてではない、ということを私は大切にしたいのである。

ヨガの逆立ちは「より速く、より高く、より強く」というようなオリンピック的性質のものではない。「なるべくゆっくり静かである」ことが好ましい。ゆっくり静かであるというやり方は、それ独自の積極的な意味をもつものである。中国の「太極拳」もこの在り方のものである。日本の伝統芸能にもこの例は多い。

筋力に頼って無理にこじ上げたり、倒れそうになるのを突っかい棒や引張り綱で無理矢理立たせておく、といったような立ち方はまったくの邪道である。絶対にやってはいけない。

逆さになるのも下りるのも、筋肉の力で頑張ってやるのではなく、重さのバランスによって自然にそうなってしまう、といった感じのやり方である。自分自身の重さのバランスによって、脚の部分は自然に上がっていくのである。形としてはわらび・ぜんまいの若芽の伸び方である。これは人間の動きの最も重要な動きの原理のモデルである。

床についているのは頭頂と前腕で、それが三角形になっているので、三角(三点)倒立と混同されやすい。しかしヨガの逆立ちは、重さを頭頂のただ一点にだけ乗せる一点倒立であって、生卵を立てるのと同理の運動である。東京タワー的な安定の理とはまったく別のものである。

腕はまったく力を抜き、濡れタオルをベタッと置いた感じであって、調整の働きは意識的努力によらない。したがって、肘の部分で重さを支えている間はヨガの逆立ちとはいえない。

一般に逆立ちは反《そ》る姿勢になってしまうことが多い。これは立つことの原理に反することになるから充分に注意しなければならない。まっすぐであることが、最も解放され可能性の豊かなことを体験してほしい。まっすぐでバランスのとれた状態では、体重はすべて骨が受けて、頭頂の一点を通じて床(地球)に任せることになるから、筋肉はほとんどまったく休んだままでいることが可能となる。

外から見た感じとしていえば、腹側も背側も左右側も、形も質もまったく同じようであり、薄く柔らかい皮膚を界面とするスウーッとした円い管で中身は液体か気体である。

このような状態のときは、他の人が、逆立ちをしている人の脚の部分を軽く押しても、胸・頸・顔のどの部分をどの方向に押しても、乱暴な押し方をしない限り、その部分から全身に、ゆらゆらと柔らかな静かな波の動きが伝わり、それが自然の調整能力として働いて、簡単に倒れてしまうようなことはない。人間は立った時、すでに柔構造理論による超高層ビルなのである。立っている人間のからだは、超高層ビルにおける柔構造理論の実験室である、といってもよい。逆立ちしたままで、呼吸や発声も楽であるし、論理的思考力や創造的想像力や集中統一の能力など、むしろ増進される。

すべての姿勢や動きにおいて、どの瞬間どの部分でも、自分でゆすろうと思えば「ゆする」ことができるようでなければ、新しい可能性を含んだ状態とはいえない。ここで、ゆれるというのは「体液がゆれる」感じ、中身の体液が波立ち、渦を巻くような感じである。すべて好ましい調整というものは、分析的・部分的・意識的緊張努力によるものではなく、解放された中で自然的・自動的・反射的に行なわれるもので、それゆえにこそはじめて最高の自動制御能力が生まれるのである。

このようなやり方は疲労の度合がきわめて少なく、逆立ちのままで二、三十分間はつづけることができるが、一回の長さは五分くらいを限度とし、仰向けに静かに寝て休むことを入れるほうがよい。

動きの全体を通じて、全身がどの細胞も、息が詰まり息苦しくなることがなく、解放されてゆるやかなのびのびした、楽に息のできる感じでやることが大切である。したがって、そのようにできるようになれば、生活の中のどの時間にやってもいい運動だということにもなる。

坐禅の場合とまったく同じく、肉体的にも精神的にも、能動的・創造的な修業法であると同時に沈静的な気分転換法でもある。

頭を床に触れる始めの時から、逆立ちから下りきるまで、目は軽く閉じていた方がよい。人間は視覚が発達し、それに頼りすぎた結果、視覚のもつ宿命的性質として、ものやことを自分の外に離して置き、それを外側から分析的に認識しようとする傾向を強くもってしまっている。このことは「ことば」の発生とそれにともなう聴覚の発達や論理的・分析的思考の発達と結びついてますます強いものとなっている。このためにからだの内側の出来事さえも、いったん自分の外側に投射しなければ認識できない所まで追い込まれてしまった。

そこで視覚や聴覚のような遠隔受容器からくる感覚を捨て去ることによって、接触受容器(ここでは触・圧・痛など)や内界受容器(筋・腱・関節・迷路・内臓など)による、からだの内側の全感覚で直接とらえることを、積極的に試みる必要性を強く感ずるのである。そうでなければ、からだの中身の変化の感じや重さの真空地帯の感覚を、直感的に実感することができないからである。このような自分自身をその中身の在り方として直接とらえることの重要さと、そのような直接認識の能力を認識一般にも拡げる必要性とを、私は「視覚から内臓感覚へ」ということばで大切にしている。

一般に筋肉の緊張努力に頼ることを習慣づけられた者にとって、このように自然の力を信じ、それに任せることによって成立する動きの在り方は、頼りなく不安なものである。しかし、始めの間そうであるからといって、すぐ頑張ることに頼ってしまっては新しい在り方の感覚はつかめない。自分の中に新しく生まれるイメージを大事に育てることと、自分の中で新しく体験する新しい感覚を大事にとらえて、それをはっきりさせることが大切である。力を入れるということばを使うならば、力は塊として入れるのではなく、線(つながり・つたわり)として、関係として入るのである。動きを筋肉や骨の知識を基にした意識で行なおうとすることは、もともとナンセンスなことである。

よい在り方、ほんとうの在り方は、練習をするにしたがってだんだんわかってくる、というのが一般の原則である。しかし、練習を重ねているうち「ある日、ある時、突然に……」ということ、「必ず、いつか……」ということもまたひとつの原則である。

この逆立ちの姿勢がもともと人間の基本姿勢である、というように感覚を転換してみる。そこで横隔膜式呼吸その他の呼吸法を意識的に試み、種々の呼吸法の問題を検討してみる。ふつうの直立の場合と対比することによって、いろいろなことが浮かび上がってきておもしろい。とくに横隔膜式呼吸の練習には大変有意義な点が多い。

自分にとってからだとは何かをとらえるには、からだの外側をメジャーで測っただけでわかるものではなく、内部の機能を部分的に機械で測定してみてもほんとうにはわからない。まるごと全体を、まるごと全体の感覚で直接とらえるために、逆立ちしたままでからだの中での対話をくり返していると、逆さに立っているだけに、逆転思考法・逆転感覚法・多方向感得法など、大変おもしろいことが生まれてくるので楽しいものである。

ここには、ゆっくりの動きによるまっすぐに立つ基本の立ち方だけを書いたが、その変化はきわめて多様で、それをここにあげることはできない。いくつかの例だけをあげてみよう。しかし、いたずらに変化を追うよりも、基本の在り方を徹底して追求した方がよいと思う。禅の修業において、「只管打坐」ひたすら坐ることに徹する、ということを尊ぶのとまったく同じ考え方である。体操において、多くの種類の運動をやらなければならない、という考え方は反省すべきときが来ていると思う。

●床に触れる部分を頭頂でない部分で。

●立った姿勢をまっすぐでない多種多様な姿勢に。
●逆さに立ったままで各種各様の動きをする。
●ゆっくりの立ち方だけでなく、スルスルーッと、シュッと。
●逆立ちのまま脚を屈伸することによって、頭で跳躍する。
●逆立ちしたり下りたりを連続し、毎回、違う立ち方をする。
●逆立ちしたり下りたりを連続し、毎回、立つ場所や方向や立ち方を変える。
●水蒸気をまったく含まない乾いた高温高圧ガスの噴流といった感じで。

ふつうの逆立ち

腕や肩に力を入れて突張り、しっかり床について支え、蹴り上げ脚を勢いよく後ろに蹴り上げ、踏み切り脚で強く蹴って踏み切る。逆さになったら頭をぐっと起こし、全身を弓なりに反《そ》らして全身に力を入れ、倒れまいとして息もできない状態で必死に頑張りつづける。自分は頑張った、苦しさに耐え抜いたのだ。これによって強いたくましいからだになれるのだ、と自己満足する。

このような逆立ちのやり方は、いまだに一般的に行なわれている。このようなやり方がどんな意味をもつかの吟味検討はいっさい行なわれないままに……。このようなやり方が、逆立ちに限らずすべての運動においてみられる背景には、いったいどんな考え方があるのであろうか。

人間を精神と肉体とに分け、精神を主人とし肉体を奴隷とし、肉体を苦しめることによって精神を向上させることができる、逆の言い方をするならば、肉体を安楽な状態に置き、快楽を味わわせると、必ず人間は堕落への道をたどる、と決めてしまっている考え方があるように思われる。このような考え方は、ほとんど神話的であり、公理でもあるかのようにすべての前提になっている。これは、キリスト教・仏教・儒教……それらの人間観のどれにも共通しているように思われる。ほんとうにそうであろうか。私は、生きものの原初生命体としての能力を考えるとき、このような一方向的な考え方を否定したいのである。生きものが歪められない素朴・素直な感覚で、快と感ずる在り方に肉体を任せたとき、まるごと全体の生きものにとって、よい方向に進むと考える方が自然であると思うのである。

もちろん、ある場合には、他からみれば苦と思われるようなことが快であり、他からみれば快であると思われるようなことが苦である、というような在り方が、素朴な生きものの生き方の中にさえみることができる。快苦の問題はもともと、ひとつの基準でとらえることが無理なので、他の問題と同じく多方向的であるのだろう。いずれにしても、肉体を、精神という主人の私有物化し奴隷視して、それに対して勝手に苦痛をあたえ、そうすることによって精神が高尚になろうとするような、精神の傲慢さ・非情さは絶対に許すことはできない。大自然から分けあたえられた自分自身という自然、具体的に今ここにある自分という内側の生身のからだに対して、謙虚と畏敬を基にした「思いやり・慈しみ・いたわり」というような温かさのないところに、よい人間があるはずがないと断言したいのである。

どんな在り方を基本とするか。ヨガの逆立ちの項でのべたことが、ふつうの逆立ちの場合にも、まったく同じ基本となるべきだと考える。したがって、形の上からいえば、床に触れている掌から足の先端まで、まっすぐであるのがいい。頭も頸に力を入れて起こすことなく、両腕の間に素直にぶら下がるように入る。

目もヨガの逆立ちと同じく、軽く閉じて行なうのを基本とする。初めのうちは目を閉じると恐いと感ずる人が多いが、何回かやっているうちに、目を閉じた方がからだの中が明るくなって、正しい感覚をとらえやすくなる。ただし、目を強く閉じて悪い意味での特攻隊的にやるのとは、まったく違う目の閉じ方であることに注意しなければならない。いわゆる半眼の在り方である。

すべての動きにおいて、視覚に頼るというやり方は、外的なものに頼ったり、意識的な筋肉の緊張努力に頼る傾向を生み、外側の形だけを整えようとする姿勢になってしまいやすい。このことは、人間の在り方の根本にかかわる恐ろしい力をもっていることを銘記すべきである。

逆立ちのイメージ

ここに大切な問題として、からだの中身の状態がどのようであるべきか、それを自由に制御するものとしてのイメージの重大さが浮かび上がってくる。

一般に逆立ちの主役は筋肉の強さであって、筋肉の力がからだというものを逆立ちさせるのだ、と考えられている。私は、筋肉の役割をそのようには考えていない。筋肉は、主として骨格の配列の形を変化させ、その変化のさせ方によって、エネルギーの伝わり方・流れ方の性質を決定する。筋肉は、からだの重さを動きのエネルギーに変換して利用できるものにする役割をになうものである。主エネルギーはからだの重さであり、この重さが地球との作用・反作用の関係によって、動きのエネルギーを生みだすのである。骨格の形の変化を運動と考えるのではなく、このエネルギーをどのようにからだで受容・伝送・処理・反応するかを、からだの動きと考えるのである。骨格の形の変化は動きのひとつの現われにすぎない。

したがって、極端な奇形は別として、体重が重いとか軽いとかは、逆立ちの動きの難易とはほとんどまったく関係ない。動きがほんとうによいとすれば重い方が有利だということになる。体重計で測った数字が大きいから逆立ちが苦しいのではなく、動きが悪いから苦しいのであり、そのときのからだの中身の状態の在り方が悪いから苦しいのであり、好ましい動き方や、中身の在り方を導きだすイメージの在り方が悪いから苦しいのである。

この最も重要な働きをもつイメージは観念的なものではなく、からだの実感によるものであるから、前もって綿密につくり上げておいて、その後で動くということではなく、何回も動くことの中で、累次創造されてゆくより他はない、というところに難しさがある。

逆立ちの場合のさまざまなイメージの例をあげてみよう。

●からだの中身は液体的(ゾル)であるか、気体的(エアーゾル)であるか、そのときの逆立ちのやり方によって変わるが、いずれにしても流動体的であること。

●丹田から↓胸↓肩↓腕↓手↓地球の中心へと、流動体であるからだの中身が、空いた柔らかい管の中をいま新しく、地球の中心に向かって流れて伸びて、地球の中に注ぎ込まれてゆく。古くからあった有合せの手を床につくのではなく、いま新しく生まれる手が床に触れるのである。スウーッとであるか、ホワーンとであるか、フッとであるか、シュッとであるか……。同時に、丹田から↓股《もも》↓脛《すね》↓足↓天頂へと、流動体のからだの中身が、空いた柔らかい管の中を、いま新しく、天頂に向かって流れて伸びてゆく。

●いったん逆立ちしてしまってからは、地球の中心から天頂に向かって、地球の「気」が、からだの中を吹き抜けていく。すがすがしい感じである。自分はまさに地球の一部分だ。安らかである。

●ぐでんぐでんの酔っぱらい。なよなよの手弱女。しゃなりしゃなりのお澄ましや。ピチピチしている若者。コチンコチンの兵士。デブデブの肥満体。枯れきった老人。

●生きている気体の膜の管。生きている気体の流れ。

●界面のないからだ。煙・かげろう・エアーゾル・超微粉体・ジェット。

●身長・体重・胸囲……、そんなものを全くもたないからだ。

●解剖学の分析をまったく受けたことのないまるごとのからだ。

●気体の軸。プラズマの軸。

●地球の中心から天頂へ向かって、ぶら上がったからだ。

●地球の中心から、強烈な高圧・高温・高エネルギーガスの噴流。からだの中を掌から足先へ猛スピードで吹き抜ける。

●自分のからだが、そのまま「空」であり、「気」である。

●ゲル↕ゾル。ゾル↕エアーゾル。ゲル↕エアーゾル。その自由変換。

イメージは、まれには単純明解で、ことばによって表わすことができるように感ずることもある。しかし多くの場合、分析的な意識としては漠然としていて、全体的感覚としてははっきりしている、というような在り方をする。ことばになるような気がするので、ことばにしてみると、まったく別のものとなってしまってむなしくなる、というようなことが多い。固体的であると同時にそれが気体的であっても矛盾がなかったり、地球の中心から天の中心に向かう流れと、まったくその逆の流れが、同時に同じ所に起きても困らなかったりする。からだの界面がはっきりありながら、それが溶けて拡散していったり、はっきり感じられるからだの中心や基点が自由に移動したりもする。

このように、イメージは時間的・空間的に、量的・質的に、複雑な多重構造を持つ非合理の世界のことが多い。そしてこのような非合理な在り方こそ、イメージの世界にとっては合理であり現実的なのである。

からだの中での出来事においては、このような在り方は、例外でも奇異なことでもなく、きわめてふつうで正常なことなのである。人間の動きは、もともとこのようなイメージによってしか動くことのできないもので、常識的な合理の世界における意識の指令によって動かされるものではない。意識の指令によって動くものだという知識は、人間の働きの中のきわめて狭い一分野の出来事にしか通用しないようである。禅その他の東洋の哲学・思想において、その共通の基盤であり背景であり、また同時に本質でもある、「無」「空」「気」ということ。私は私なりに、「逆立ち」というような動きの中で、底知れない空恐ろしさを感じながら、同時におおらかで安らかな温《ぬく》もりに包まれながら、自分自身(自然の分身)のからだの中で、探究しているようである。

からだとの対話

「協力する」ということ

自分一人だけで逆立ちできないとき、他の人がそれに協力するとき、それを補助あるいは幇助・介添などと呼んでいる。しかし、その好ましい在り方からいえば、協力者と呼ぶのが素直であろうと思う。その人の能力が不足しているので、その人の外側からそれを補って助けてやる、という便宜主義的なものではなく、双方が協力することによって新しいものを生みだすということが本質だからである。対話の本質的価値は、話し手と聞き手との双方が主体的であって、その関係が、固定的・一方向的ではなく、お互いの交流によって今までなかった新しいものを生み出すということにある。逆立ちする者と協力者との関係はまさにこの関係と同じく、双方が主役でなければならない。宇宙飛行における、飛行士とコントロール・センターとの関係といってもよい。どちらが主役であるかということではなく、共通の何かを求めるための、違った役割を受けもつ仲間なのである。

ふつうの逆立ちの補助の仕方として、補助者が逆立ちする者の足首の所を持って、無理矢理に逆立ちの姿勢に引っ張り上げて押える方法が行なわれている。この方法は負傷の危険があるばかりでなく、逆立ちの質を、力ずくのでっち上げ逆立ちの方向へ歪めてしまう結果になる。

それはなぜであろうか。逆立ちをする者が補助者に足首を持たれてしまうことは、意識的にはしっかり手伝ってもらえて頼りになると思っていたとしても、結果的には自分の自由を完全に拘束され、補助者の意思に支配されてしまうということになってしまう。下りようとしても下りられず、どんな悪い立ち方であっても、潰れて頭から落ちる危険をさけるために、何としてでもがむしゃらに頑張るより他に方法がなくなってしまう。やがて一人で立てるようになったとしても、その基本的な感覚の方向は、まったく質的に別のものとなってしまい、その歪みすら感ずることができなくなってしまう。お節介をやきすぎる受験ママの在り方で、逆立ちのように、たんなる運動にすぎないと思っている場面では、見すごされやすく、その人の性格形成の奥深い所に、無意識の影響を強くあたえていることを恐れなければならない。このようなやり方では、自然の理にかなった立つべくして立つという在り方をつかむことができるはずがない。すべてのイデオロギー・思想に優先すると考えるべき大自然の摂理を体得する絶好の機会を失うだけでなく、逆の方向に歪ませてしまうということは、なんとも重大な罪ではなかろうか。

さて、どんなやり方がいいのだろうか。協力者は逆立ちする者の腹の所に軽く柔らかく両手を触れる。そして床に触れている頭頂の真上、すなわち天頂がどの方向であるかを探る。全体の姿勢がまっすぐであれば、そこは重さによる抵抗の最も少ない所、すなわち楽な所である。二人が協力してそこを実感によって探しだすことができれば、生卵が立つのと同じ理によって、しごく当然の結果として自然に逆立ちはできてしまう。もしそのつどいい在り方がすぐ感じとれなかったら、無理に逆立ちさせないでいったん下り、また新しくくり返せばいい。早く逆立ちができなければならない理由はまったくない。外側の形だけを無理矢理にでっち上げることは、まったく馬鹿馬鹿しいことである。当然立つべくして立つという在り方を的確に感ずる能力を創造した時こそ、それを基礎とした新しい可能性が開かれるのである。このことはすべての広義の「教育」の大原則でもある。

協力者はこの場合、指導者であり教育者でもあって、逆立ちする者よりも広く高く深い能力を要求される。自然の理の体現者でなければならない。逆立ちができることよりも、よい逆立ちの協力者であり得ることの方が、本質的には大切だということになる。

逆立ちする者の腹の所に触れた手は、決して量的に大きな力で相手を無理矢理立たせたり、倒れそうになるのを支えてやるのではない。手を通して相手のからだの語るすべてを感じとり、自分の感ずるあらゆることを瞬間に語りかけ、ほんとうの在り方を探しだすのである。したがって、このことが可能であるためには、相手のからだに触れることより前の在り方が大切になってくる。相手と向かい合って立った時、すでにこちらの全身の中身のすべてが、相手の全身の中身のすべてと、ことばでないことばで話し合い、通じ合い、融け合っていなければならない。手は手であって手だけではなく、自分のまるごと全体なのである。そのような在り方の時に初めて、脚も腰も胸も顔も頭もすべてが、必要に応じて新しい手となって、相手に触れて話しかけ、その触れ方によって瞬間の対話が成立するのである。

すべてのものやことに向かい合ったとき、その対象を突き放して冷静に、いわゆる客観的にみることが重要だと一般に主張されることが多い。私は、どんなに物理的に遠くにあるものに対してでも、自分が拡散してそこまで行き、その中に滲み込み、融け合って一体になり、それを自分の主観として感ずる、という在り方がほんとうなのではないかと考える。

足首を握って量的に強い力で補助するのと、皮膚という全身の脳が、相手の皮膚という全身の脳に、直接温かく触れて協力するのとは、けっして些細な違いではなく、すべてのことに発展していく全人間的な重大問題であることを忘れてはならない。

このことは、逆立ちという運動の質を決定することはもちろんであるが、人間関係の在り方や、人間そのものの感じ方、考え方、信じ方の、すべてにわたる人間の生き方にまで、深くかかわってくる力をもつものだと銘記すべきである。体操におけるすべての運動の在り方において、このような深刻な重大問題が、底に深くひそんでいることを知ってほしいと心から願うのである。

二人がお互いに相手をほんとうに信じ、任せることができるようになると、警戒的あるいは意識的集中の状態を脱し、依頼の意識も消え、融合してゆとりの状態に入る。この状態になると原初生命体の感覚が生まれる。それは、よいもの・ほんとうのものが自分の外側にあって、それに近づこうとするのではなく、よいもの・ほんとうのものが自分の中に生まれ、それが育っていく感じなのである。この二つの在り方は、大変異質のものであって、体験するとはっきりその差異がわかる。

協力の在り方がだんだん進んでくると、「協力」ということばが邪魔になってくる。「相手と一体になる」ということばさえ、一体になろうとする意識の臭みを感じて嫌になる。相手の立場に立って、自分がやるような気持で、相手と一緒に同じ息をする、相手の流れと同じ流れに乗って、溶け合ってまったく一つのからだとなる、DNA構造の二本の糸のように……。どんなことばを使ってみても、どうも違うのである。このようなことばの全部を含み、そのどれをも意識していない在り方なのである。やはり、「無」の状態としかいいようがない(私としては「空」という方が好きなのだが)。そんな協力の在り方ができた時、そして、少し間を置いて、なんともいいようのない「いい感じ」、それはまったく格別ないい感じなのである。一人での逆立ちが、素晴らしくできたときの感じとは別の、それより以上の「何か」がある。

すべての運動において、というよりは、人間のすべての行動において、一人でそれができるということの尊さと、二人以上の協力によってできるということの尊さと、どちらがより尊いかということは一言で断定することはできない。逆立ちその他の運動においても、一人でそれがよくできることと、二人以上の協力によって初めてそれがよくできることとの意味には、質的に大変な違いがある。そして、一人の能力では能力不足で不可能だから、一人でできるようになるための、前段階の手段として二人が協力する、というのではなく、二人で協力したときにだけ初めて生まれる、より高度な「何か」を求めるというところに協力の本質があるのだ。ことによると、というよりはもともと、人間の営みの場合は、二人でよりよく協力する能力の方が根源的なものではなかったのか、もともと、質的に高度なものではなかったのか、それが、もともと、ほんとうではなかったのかと考えるのである。

「触れる」ということ

大事に触れるということは、自分の中身全体が変化し外側の壁がなくなって、中身そのものが対象の中に入り込もうとすることである。そのことによって対象の中にも新しく変化が起こり、外側の壁がなくなり、中身そのものが自分に向かって入ってくる感じになるのである。そして自分と対象との中身がお互いに交り合い溶け合って、自分と対象という対立する二つのものはなくなり、あるのはただ文字どおり一体一如となり、新しい何ものかを生みだす反応が今ここに起こりつつあるという実感がある。

●大事に両手で床に触れる。

床の上に楽な姿勢で坐り、両手のてのひらで床(大地)に触れる。てのひらの皮膚が溶けてなくなり、そこから流動体(液体・気体)に変化した自分の中身が、床の板目や細かいもくめ(木膚・木目・木理)の中にしっとりと入り込み、さらにそこから木の中にしみ込んでいく。すると床の板の方からも……。ほんとうに大事に大事にやらなければならない。やるつもりでやれば誰でも、まるごと全体の自分の中身が、触れる前と後では、大きく変わることがはっきり感じられてびっくりすることと思う。そして大事に触れることによってそこに生まれた感覚そのものが、何か貴重なものという感じにひたされ包まれていることを実感するだろう。舞台芸術における「板につく」の基礎感覚はこれである。好意的・肯定的に対象に向かうとき、中身は温かく潤いをもって、ふわっとふくらんで開かれ、液体的から気体的に、さらに放射線的にもなって、新しい反応が時には静かに、時には激しく次々に起こってくる。警戒的・否定的に対象に向かうとき、すみきって時には冷たく凍りつき収縮し乾ききり、厚い壁ができて交流は不可能となり、新しい反応はとまる。したがって好意的・肯定的なあり方を、まずやってみることがよいと思う。

●足の裏で大事に床に触れて、立ってみる。一歩一歩を新しく大事に床に触れて、歩幅を小さく歩いてみる。

●柱(壁)に頬・背を大事にふれて、よりかかってみる。椅子に腰かけてみる。

●ペン・本・茶碗……を持ってみる。

●人と人との接触、物的・心的なすべての問題へと発展させ、それをからだの中身の変化の実感として再体験して確かめる。

このように、ほんとうに大事に対象に接触する実感を基礎にして再体験してみると、すべての行動がからだの中身の変化としての創造であることを、実感をもって確認できる。

このことを離れてすべての認識・感受性の問題は空疎な観念的なものとなってしまう恐れがある。ここではもっとも実感しやすい「触」の例をあげたが、それはもともと、すべての感覚は根源的に「触」であり、「視・聴・嗅・味」も本質的には「触」の発展したものだからである。

「触り魔」といえば、いわゆるエッチなこととして否定的なものとなる。「心の琴線に触れる」といえば、人間のもっとも奥深い心の触れ合いのこととして肯定的なものとなる。スキンシップなどと今さらあわてふためくまでもなく、もともと、肌と肌が触れ合うことは、親子関係に限らず、すべての人間関係の根本の問題なのである。

握手や抱擁や接吻を、礼儀作法・挨拶の形式的表現としてもつ民族と、それをもたない民族とが、この地球上にあることは興味深いことで、このことだけを追求しても文化人類学のひとつのテーマになり得ると思う。

礼儀作法としては、民族によってこれだけ差異のある「触れる」ということが、親子とか男女の間の愛情の自然的表現となると、それほどはっきりした差異はないように思う。礼儀作法として触れるという表現形式をもたない日本でも、愛情の自然な表現においては、相手の手を握ることや、相手のくちびる・顔・手などに自分のくちびるをつけて吸うことは、当然すぎるほど当然なことである。

男女の性行為が、すべて広い意味での「触れる」「触れられる」という関係によって成り立っていることは明らかなことであろう。ここで、「肉体関係」というようなことばが、なぜ卑猥な語感をもつようになってしまったのか、ということを考えてみる必要があると思う。それは、皮膚というもの、触れるということ、それらを人間の表層の出来事で軽薄なことと考え、人間の奥深い高級な心の問題と対比させることによって、卑しめてきたのであろう。これは、「皮膚」が人間にとってどんなものであるかを知らず不当に歪められてきたのである。それではいったい、皮膚とは人間にとって何なのであろうか。私は次のように考えている。

皮膚は、原初生命体の界面の膜である。すべての感覚受容器（視・聴・嗅・味・触）を含む総合的な感覚受容器である、と同時に、脳・神経の原初的形態なのである。脳は、皮膚がからだの中の特定の場所にまとまって出来たもので、皮膚と別物ではない。脳をどうしても高級上位に置きたい人には、皮膚は脳がからだの表面に、薄く伸び展がったものである、といったらどうであろうか。原初形態の脳（原初生命体の膜）は、受容・伝送・処理・反応のすべての働きをしていたと考えられる。今ある脳は、主として処理の働きを受けもっているのであるが……。心ということばを使うならば、皮膚はものとしてここにある心である、というべきであろう。現在の人間は、触覚から視覚・聴覚・嗅覚・味覚というように、分化・特殊化することによって進化してきたと考えられている。しかしそのために、もともとはすべての感覚が触覚に統合されるはずなのに、「触覚」を五感の中のひとつとしてしか考えられなくなった、という誤りを犯してしまっている。すべての感覚はもともと「触覚」にその本質があることを思い知るべきだ。そして、現在すでに分化・特殊化されたものと思い込んでいる触覚の中身には、まだはかり知れない多くの何かがふくまれひそんでいるはずである。触覚の奥深い未知の能力には、敬虔・畏怖の念をもって向かい合うべきものだと考える。人間の触れるという働きの中で、最も強く「体気」が出入りする所のひとつが手・掌・指である。本気で触れた時、どんなに驚くべきことが起こるか、体験しないとまったく想像もつかないようなことが起こるのである。本気とは「本当の気」である。協力の在り方の中で、ぜひ体験してほしいと願っている。

ヒトの乳房はなぜそこに二つあるのか

人類をふくめて、哺乳動物の胸・腹部にある乳は、なぜ胸・腹部にあり、しかも二列に整然と対《つい》になって並んであるのであろうか。そしてヒトだけがなぜ、二つだけが一対になって胸にあるのであろうか（類人猿のある種のものも）。なぜ、他の部分にあったり、三列やばらばらになったりしていないのであろうか。自然の奥深い動かしがたい理由があるとしか考えられないのだが……。

対になっていること、したがって二列になっていることについては、DNA構造説(第二章参照)の考え方によって、納得することにしよう。しかしなぜヒトだけに、一対だけが残り(副乳の存在の問題は省略)、その一対がヒトの女性においては、他の種よりも美事に独得の発達をし、まさに「乳房」と呼ばれるにふさわしいものになったことは驚異であり、そうなるべき理由は何かを考えざるを得ない。ここで、直立の類人猿もヒトに近い特徴を持っているということが、その意味を示しているように思われる。しかし他の種の雌では、乳房は妊娠から育児の期間だけは発達するが、その他の時期は雄とあまり変りない。ヒトの女性では思春期から発達し、ほとんど一生その特徴を失うことがない。これはどんな意味を持つことなのだろうか。

なぜそこにあるのか。次のテストをしてみてほしい。

五十センチほどの長さの鎖あるいは数珠などの一端を持ち、ぶら下げる。そして上下左右、気ままにいろいろと動かしてみる。鎖(数珠)は自由奔放に動きまわる。無秩序の感じである。

さて今度は、持った一端を、水平面内に小さな円を描くように回す。すると、意外にも、整然とした形で回りだす。回す大きさやテンポによって、その形は一様ではないが、安定した在り方で、ふつう最も多く現われる形は、ひとつだけ湾曲した線で、しかも、一点だけ静止しているように感ずる所がある。ここは、鎖(数珠)の長さの末端から約三分の一の所であることに気がつく。これは、この形で回るのが動きのバランスがとれるからである。動きのバランスにとって、この三分の一ということは、大変重要な意味をもつものであることを、いろいろな動きから私は痛感しているのだが……。

乳房はまさにからだにとって、上の末端の頭から三分の一の位置(幾何学的ではなく有機的な)にある。この高さの断面の中心を、私は「上丹田」と呼んでいる。人間の最も人間らしい動き(腕・手・頭・顔などの動き)にとって、まさにその死命を制する大事なところであると考えている。

このことは、下丹田(会陰)が足の裏から三分の一の位置にあることとあわせて、きわめて意味のあることで、人間が地球から「ぶら上がっている」と考えれば理解しやすいと思う。

乳房が上の末端から三分の一の前方にあることは、子どもを抱いて授乳するにも、その他の場合でも、どうしてもここより他にありようのないという、絶対の位置なのである。乳房が、ここ以外にあると仮定して、いろいろな場面を想像してみてほしい。なんとも奇妙であり、滑稽でもあり、いらだたしくもあり、悲壮でもある。

なぜ二つ（一対）だけなのか。このことはヒトが保育能力の向上から、多産から寡産への方向をとったためによる必要性の変化とみて、おそらく誤りないであろうと思うので、これ以上論ずることはやめにしよう。このことと対応して考えられることは、乳房に対する強い魅力の問題であろう。ヒト以外の他の種で、乳房に強い関心を示すのは、哺乳期の子どもが「食」としての母乳を求める場合のそれである。それ以外の場合に、このような関係をみることはできない。

成熟した雄が雌のからだに関心を示すのは、発情期だけに限られる。しかも、性器そのものには関心を示しても、乳房にはほとんどまったく無関心である。乳房を愛撫している雄を観察したという記録をみたことがない。彼らにとって乳房は育児にとっては大切な器官ではあるけれども、性生活の器官としての意味はまったくない。ヒトだけがほとんど一生を通じて、いつも女性の乳房に対して深く関心をもち、強い魅力を感ずるもののようである。それは、食と性と文化とが複雑微妙にからみあった人間独特の意味をもって、そうなっているのである。このことは、人間の性のあり方を象徴することではないだろうか。性の欲望を「動物的欲望」といい、エッチといって卑しむ傾向があるが、ほとんど一生を通じて、いつも性の欲望を強くもっていることが、ヒトだけのもつ特徴である。

したがって、このような性の欲望のあり方をするものこそ、もっとも人類的な人間である、と私には考えられるのである。神はなぜ人類にだけこのような在り方をあたえたのか。この意味を、素直に深く、敬虔な態度で探らなければならないと思うのだが、どうであろうか。

乳房についていうならば、美しい乳房とはどんなものであろうか。一般には形や大きさなど視覚的な条件を主にすることが多いが、ほんとうにそうだろうか。肌のきめ細かさや肌の色、乳の分泌能力や性的感度の高いことをくわえても、どうも不安だ。「豊かさ」が大きさや乳の分泌量によっては決まらないし、「みずみずしさ」「ういういしさ」が必ずしも年齢に制約されるとは限らない。結局は乳房のよさは、全人間的な関係によって生まれるものだ、としか言いようがない。

乳に限らず、顔・目・耳・鼻・口……、それがどうしてそこにあるかを、ひとつひとつ検討してみるとおもしろい。それがそこでない所にあることを仮定してみると、人間の生活の中における動きはどうなるであろうか。実際に動いて検討してみると、まことに奇妙で滑稽なものとなる。下等動物といわれるものから人類まで、ほとんど同じ順序配列になっていることから、誰にでもある程度の説明ができるのでおもしろい。

やすらぎの動き

開脚坐姿勢での「ふんわべったり」

床の上に腰を下ろし、脚を左右に無理しないでなるべく広く開いて、膝を伸ばして坐る。このとき、全身の中身をできるだけゆるめて、からだの重さをすっかり床にあずけ、お尻から脚、そして上体もふんわり・べったり楽にして休む。

お尻から股など床に触れているところで、床と仲よく話をするように、軽く左右・前後にからだをゆすってみる。このとき、けっして頑張って無理に脚を広く拡げようとしないことが大切である。股の内側の筋肉が引き伸ばされて、多少の痛さを感ずることがあっても、これはふつうのことである。この引き伸ばしの刺激に意味があるので、この痛さを大切にし、痛さそのものと話し合って、無理のための不快な痛さなのか、適度で快い痛さなのかを、静かに検討することが大切である。股の内側の引き伸ばされる筋肉の受身の緊張は当然のことであるが、その他の脚の中身が固く緊張しないよう、とくに股のつけ根や尻の中身にはいつも注意する。無理な力ずくの頑張りで引き伸ばすと、いわゆる肉切れ(挫傷)を起こし、これはきわめて治りにくいので、くれぐれも気をつけなければならない。

一般にこのような運動をするとき、広く開くのがよいということで、広ければ広いほどよい、という量的・最大値至上主義の習慣が出て、形の上の結果だけを追ってしまう傾向が強いので注意しなければならない。内股への刺激にひとつの意味があるのだから、開く角度の狭い人は狭い人なりにやればいいのである。上体の力を抜くと後ろへ倒れそうになる人は、坐禅のときのように尻に座ぶとんをすればやりやすくなる。これも一種の坐禅なのである。

ついで、上体をゆるめてゆっくりゆするように動かしながら、静かに前下の床に降ろしてゆく。慣れてきたら、軽くゆすりながら、だんだん脚を広く開くと同時に、尻尾があるとすれば、それを尻に敷かないように後ろに丁寧に出し、尻の穴がなるべく後ろを向くようにしてゆく。もしおならをしたら後ろの方に出るようにするのである。腕はぶら下げの感じの中でその人の状態に応じて、上体の動きを妨げないバランスのとりやすい所に置く。

そして前下に降ろしたところで、静かに横隔腹式呼吸をたっぷり充分に行なう。そのことによって、だんだん床に落ちて着いていく。目は軽く閉じていたほうがよい。そのほうがからだの中の、いろいろな意見・感想がよく聞こえるのである。からだの中での対話をくり返し、どんな小さな不平不満も取り上げて話し合っていく。思いのほか好意的意見が多いものである。

人によっては、最初から頭や胸まで床にふんわり・べったり、落ちて着いてしまうこともあるが、中には全然前下にさがらない人もある。すべてのことがそうであるように、個人差ということの大きさに、今さらながらびっくりすることであろう。この個人差を無視して、いわゆる硬いことが悪であるかのように憎む傾向があるのは馬鹿らしいことである。他の人に力ずくで背中を押してもらって、無理矢理胸をつけてみたところで、それには何ほどの価値もない。

どんなに始めのうちは硬い人でも、何カ月か何年かのあいだ毎日つづけていくと、胸や腹や臍も、みんなふんわり・べったり床についてしまう。のびのびと安らかで何ともいえず気持がいい。

何カ月も毎日つづけるということは、大変意志が強固でなければできないことだ、と考えられやすい。しかし、このやり方は自分を苦しめさいなむような無理矢理なものではない。一日の仕事が終わって疲れたときに、気分がすぐれずうっとうしいときに、それをいたわり慰めるようにやるのである。その中から新しい活力・冴えた気分を生み出せるものなのである。したがって何カ月でも、いや生きている限り一生つづけたくなる性質のものので、もし負担になるようであったら、そのやり方のどこかが間違っていると思わなければならない。

この運動にどんな意味がありどんな価値があるのだろうか。それはそれをやってみた人が、それをやることの中で、それぞれ感じとるもの。同じ人でもそのときの状態によって、いろいろと多様であり、ひとつの型に限定することこそ馬鹿げたことだと思う。やる前からの固定された打算的・近視眼的な目的意識をもつことは、一見合理的で明快ではあるけれども、多くの場合、害はあってもけっしてよいことはない。もともと、味というものは、例外はあるにしても、噛めば噛むほどそのもの特有の味わいが出てくるものであり、栄養というものは、それがゆっくり消化され吸収されて、やがてその結果が静かにあらわれるものであろう。しかもその結果は食べる前から、そのすべてを予測することはできないし、食べた後でも必ずしもはっきり自覚されるとは限らず、そのすべてを測定することもできないものであろう。

けっしてガツガツすることなく、呼吸のあり方を大切にして、とにかくやってみてほしい。

この運動も「ヨガの逆立ち」の項で書いたような協力者があって、息苦しいような所や、痛いような所に触れて、静かに愛情をこめて、撫で・摩《さす》り・揉《も》み・ゆすったりすると、また別の味わいが出てくるものである。

「ふんわべったり」とは「ふんわり・べったり」の合成新造語である。使いなれると、新しい感覚としてぴったりしたものとなってくる。

膝立坐での「ふんわべったり」

①床の上に正座する。

②からだをゆるめ、前下に屈げて降ろしながら、手を肩幅で床に着き、からだが下に降りるにしたがってその手を前に滑らせていく。このとき、腰(尻)は踵から離れて上にあがる。股が床に対して垂直になったら、尻の位置はそこにそっと止めておく。

③肩幅のまま柔らかくまっすぐ前に伸びていった腕は、床にべったりつき、力を入れないままで、結果的に上体を支えることになる。したがって上体は尻と腕の間に、吊り橋の吊り綱のように、ぶら下がって曲線状になるはずである。柔らかい人は、胸や顔・腋の下もふんわり・べったり床に着いてしまう。この場合、支えるという感じはまったくなくなる。両腕の間にある顔が床に触れて気になったら、顔を起こして「あご」をつけるとよい(顔を横に向けてもよい)。この場合には、顔の中身をゆるめておくことを忘れないように。いわゆる馬鹿面《づら》がいい。尻から胴体↓肩↓腕と、スキーのジャンプ台のような曲線になって、じつに美しい。この運動も、左右に軽くゆっくり柔らかくゆすりながら、からだの中で、息が詰まって息苦しい所ができないよう、から

だの中での対話をくり返しながらやる。上下にゆすることは、腋の下を床につけるのには具合がいいようであるが、重さの力が強く働きすぎ、どうしても無意識の警戒的緊張が生まれやすいので注意する必要がある。

この運動では「腋の下」「あごの下」が解放されるのもひとつの特徴であろう。とくに「腋の下」は、脚の「そけい部」とともに、人間にとってきわめて大切な所であるにもかかわらず、素直に明るく大切にされることのない部位である。大事にして伸び伸びさせるべきである。

この運動も「ヨガの逆立ち」の項で書いたような協力者と共に行なうとよい。固まっていると感ずる所、突張り引きつっていると感ずる所、苦しそうな所……に温かく触れて、ゆっくり軽く撫で、摩《さす》り、揉《も》み、ゆするのである。手以外のどこでやっても、なんら差しつかえない。ほんとうにその気になれば、相手のどこがどのようであるかを、からだみずからが感じてくれるものである。

最初のうちは、窮屈な息苦しい運動だが、慣れてくるとむしろ逆に、肩が凝って頭がはっきりしないようなとき、うっとうしく眠いようなときにやると、じつにすっきりして晴れ晴れするので不思議である。

このことは、考えてみると、当然のことで、「人間にとって欠伸《あくび》とは何か」ということとひとつを取り上げてみても理解できる。脚以外の部分にとっては、強度の後屈系の伸展運動であって、しかもいっさいの筋肉の緊張をともなわない、みずからのからだの重さだけで成り立つ、欠伸の効果をさらに深い所で探る運動なのである。

疲労や倦怠や眠気から抜け出すために、自動制御として反射的に行なわれる「欠伸」は、その文字が示すとおり、伸び伸びすることの欠けた状態が長くつづいた後に、自然に無意識に口があいて行なわれる深呼吸(正確には拡吸呼)である。あくびは、いわゆるあくびをかみ殺したやり方をすると、その意味効果はほとんどなくなってしまう。礼儀作法の立場からそうなったのであろう。口が思いきり大きくあきたいのを隠すために、全身が思いきり伸びようとするのを押し止めるために、体内にうっ積したきたない空気を大きく入れ換えようとする深呼吸をごまかすために、全身が不自然に緊張してゆがんだものとなってしまう。欠伸はどこまでも思いきり伸び展がるということがない限り意味がないのである。その場の在り方によって制約があるにしても、何とか工夫して伸ばしてやらなければならない、そして大きくたっぷり深呼吸をすることである。お互いに「人間にとって欠伸とは何か」を理解して欠伸のあり方を新しく素直に探るべきだと思う。

溜息や欠伸、そして放屁・げっぷ・咳など、すべてが単に生理的な問題だけに限定されてしまうものではなく、もっと人間という生きものにとっての深いところで、大きなかかわりをもつものである。これらの現象はそれを押し殺してしまうことでは絶対に解決できるものではない。奥深くへ押し込められたものは、必ず歪《ひず》んで圧力を増し、形をかえ質をかえて、どこかに根を張って食い込むか、やがてそれが猛烈な勢いで噴出するか、によって復讐するのである。まったくごまかしのきかないきびしいものだと思う。

別の所に書いたように、人類の前段階には、長い長い消化管呼吸の時代があった。消化も呼吸も同じ消化管で行なっていたのである。現在の人類の消化管でも依然として呼吸作用を行なっている。食べる時や飲む時に、空気を全然入れないで食べたり飲んだりすることはできない。当然空気も飲み込むのである。また、食物の消化には発酵作用が必ず伴い、そこである種のガスが出てくる。これらの空気やガスは、どうしても上の口か下の口から排出させなければならない。上から出るのが「げっぷ」で、下から出るのが屁である。いずれにしても、人間が肺呼吸で息を吐くときの出口に、発声器官があって発声するように、消化管呼吸で息を吐くときの下の出口、すなわち肛門で発音することは、きわめて自然で当然なことである。このように、人間が生きている限り当然のこととして屁は出るので、もしそれが出ないときこそ問題で、屁をする能力がなくなったら、生死にかかわる重大問題である。

このような重大な生理作用には、神は必ず大きな快感を伴わせてくれているはずである。

人間には屁をすることの快感を味わう権利があり、さらにその快感を豊かなものにする楽しみが許されているはずである。むしろ、それは、神に対する義務であるといってもよい。少なくとも、これは基本的人権のひとつだと思うのだが、どうであろうか。

私は、この基本的人権を素直に認めて、女性が思いきり屁をしてもいい社会があったとしたら、それはどんな社会であろうか、などと本気で考えてみる。それが味気なく色気のないものになってしまうのか、それとも……。簡単なことではなさそうだ。

明るく開放的な伸び伸びさっぱりした屁、暗く陰湿な歪んだ屁、可愛らしくほほえましい屁、憎ったらしく荒んだ屁……。単に生理的条件だけによって決定されるものとは考えられない。屁は笑いと同じく、全人間的な性質のものであると考えるのである。屁は呼吸法を中心とする全身の在り方によって、どんな屁にするかのコントロールが可能なのであるが、つくづく好ましい屁をすることのできるようでありたいと思う。喉頭癌で喉頭を全摘出された後、練習によって「食道発声」ができるようになる事実や、屁で音階を正確に発音できる人もある事実は、分化・特殊化の極にあると考えられる人間の、原初生命体的能力について、大きな興味をそそる事実である。ここでは、屁について、「音」に中心を置いて書いたが、「臭」については、呼吸の排便の項で書いた。

人間の社会というものは、風俗習慣の中のたったひとつの屁のようなことが変ることによって、次から次へと変化が増幅し、何かとんでもなく、根本的に大きく変わっていく可能性をはらんでいるように思われてならない。

胎児の動き

①仰向けに楽に寝る。腕はからだの側に置いてもよいし、バンザイのように上の床に置いてもよい。

②そこから脚をゆるめて膝を曲げながら、するするとまるめ込むようにして、顔を越えて頭の後ろの方へもっていく。からだの重さはほとんど全部肩に乗り、後頭部にも少し乗る。脚や胴体の中は、なるべく余分な緊張・頑張りがないように気をつける。

柔らかい人は、簡単に足先が、頭を越えた向うの床につくし、曲げた膝頭が、顔の側の床についてしまう。腕は肘で曲げて、手で腰を支えてもよいし、その他のどこに置いてもよい。自分の腕の好きなようにさせて置くのがよい。

③この姿勢のままで、静かに深い呼吸をしながら、ゆっくりからだの方々をゆするように動かしながら、からだの中での対話をくり返す。目は軽く閉じておいたほうがよい。膝をピンと伸ばすとか、両脚をそろえるとか、足首を伸ばすとか、そのようなことを一方的に決めてかかることは、およそ馬鹿らしいことである。両脚が開いていても、

右脚と左脚の形が違っていても、むしろ、そのようにいろいろと一見無責任・無秩序に、からだの中でこう動きたいというままに、あれやこれやと動いていく方がかえっておもしろい。また、からだの中身の全部を、安らかで静かで澄みきった感じの中に、そっとそのまま浸しておいて、「ぼおーっと」休んでいるのも、また特別の味わいがあるものである。

この運動は「上体のぶら下げ」「ヨガの逆立ち」などとともに、私にとって、この頃ますますなくてはならないものとなった運動である。これらの運動で、ほんとうに安らかな感じに浸されたとき、「おっかさーん」と私のからだの中で呼んでいるのである。それは、ひとつの受精卵として、母親の胎内、子宮の羊水の中に私の生が始まり、このような姿勢で、勝手に動いていたであろう。親孝行をしないうちに死んでしまった母を、しきりに思って涙ぐむこの頃である。

次の小文は、昨年の私の誕生日に書き記したものである。

今日は、五十七歳の誕生日だ。仕事に出かける前に母の霊前にぬかずく。まったく予想もしなかったことが突如として起こった。たった二、三分間の出来事である。母のからだが、なまなましくそこに浮かんだのだ。それはまったくの裸体のようだった。子どものとき、母に抱かれて、風呂の中などで、何回となく見て触れたそれである。母は貧乏な農家の女であったが、肌理《きめ》細かく色白で、美しい桜色の肌であった。大久保小町といわれたということを葬儀の日に聞いた。

この母の肉体の子宮の中に、自分の生が始まったのだ。何重にも温かく柔らかく、大事に守られた安らかな母の子宮。その中で、すべてを母からあたえられて育ち、五十七年前の今日、この世へ出てきたのだ。

母の子宮に着床した受精卵の自分、ぐんぐん育つ蛆虫のような自分、人間の形を整えてゆく自分、やがて月満ちて長い産道を通る自分、母の膣口から出てくる自分、呱《こ》呱《こ》の声をあげてはじめてこの世の空気を呼吸しはじめる自分……。それが実感をもった、ただ今の進行形として、なまなましく感じられるのだ。

今までの自分は、これほどなまなましく母の肉体を思ったことはなかった。母の子宮の中の、自分の成長の動きを感じたことはなかった。

これはいったいどうしたことなのであろうか。

昨年から今年にかけて「からだ、から、殻、穀、洞、穴、壺、宮、子宮……」などのことを考えつづけていたためであろうか。

すべてが新鮮で、そして神聖であった。強烈なエネルギーに充たされ、清らかで安らかでなめらかであった。母のぬくもりと潤いとに浸され、深い愛情に包まれていた。私はからだ中がわきかえり涙があふれた。

今まで何十回と経験してきた誕生日、五十七回目の今日、このような感動を体験するとはまったく思ってもみなかった。大事に、大切に、そっと抱きしめたい気持でいっぱいである。

にょろ転

仰向けに寝て、膝を屈げ、巻き込むように脚腰を上げて、顔の上を越えて後ろに丸くなる。そのまま休んだ感じの中で、いろいろの動きをやっていると、からだの中が液体で、軟体動物よりも柔らかいもののような感じにさえなってくる。そうなると、足先は頭の後ろの床に楽に触れるようになり、頭の横の床ならば、脚をゆるめて屈げると膝でさえ床に触れられるようになる。

このようになったら、液体になった胴体の中身を、脚のつけ根を通して、脚の中に流し込むような気持になる。首に力を入れておくと、首を痛める危険があるが、首もにょろにょろ楽にしておくと、真後ろの方向でなく、少し斜め横の後方向へ、からだの重さでゆっくりにょろにょろっと流れるように転回して、正座をくずしたような坐り方になる。このとき、頭は流れをさまたげないように、自然に反対側に屈がって流れの道をつくる。動きの全過程を通じて、けっして頑張って固めることのないよう、流動の感覚を大事にする。腕は濡れタオルのように、床についたままで自然に変化して滑りながら移ってゆく。これが「後ろにょろ転」である。

ふつうの体操の「ゴロ転」とは全然ちがう「にょろ転」であることに注意してほしい。正座をくずしたように坐った姿勢から「後ろにょろ転」とは逆の方向、すなわち「前にょろ転」もやってみてほしい。

これは、流れの方向を安定させるために次のようにする。全身の力を抜いてからだを前に曲げ、左腕は濡れタオルのように力を抜き、指先を前に向けて左掌を前の床にぺったりつけ、右腕を伸ばしたまま内側にひねりながら床に触れ、右横の方向へ滑らせてゆく。やがて、伸びた濡れタオルのような右腕全体が床に触れ、右肩も床につく頃、頸の力をまったく抜いた顔は、床を滑って左を向くように左に回り曲がって後頭部が床につく。床についた左掌、左に向いて床についた頭と、右横の方向に伸びて床に全部触れた右腕との間、すなわち前の方向に、液体になったからだの中身を、前に巻き込むように流し込んでゆく。すると、からだの重さでゆっくりにょろにょろっと流れるように自然に前に転回する。まわった後は、膝をゆるめて自然に任せておくと、仰向けになるか、さらに回って再びお坐りになる。そのとき自然に生まれるイメージによって、動きは一様ではない。

この「にょろ転」は「ゴロ転」と違い、ゴロではなく、にょろの流動感覚でやることが大切である。筋肉の力をまったく使わない感じでやることと、勢いをつけて勢いでごまかすようなやり方をしないことに注意してやらなければならない。からだの中身が液体の流れとなり、それ自体の重さが動きの原動力となる。地球に任せ、床に任せ、自分のからだに任せきったときに生まれるゆったりとしておおらかな、柔らかくてなめらかな動きを味わうのである。

後ろと前のにょろ転ができるようになったら、横や斜めの方向にも勝手気ままににょろにょろと、いろいろな回り方を連続してみる。からだ全体が、母親の子宮の羊水のぬくもりに、とっぷり浸っている感じの中で、胎児の動きを増幅し、床と空気と仲よく安心しきって自由奔放に遊ぶのである。まさに原初生命体の動きでもある。いろいろの動きの中で、この勝手気まま・自由奔放にやる「にょろ転」がいちばん気持がよくて好きだ、という人が多い。

寝《ね》にょろ

第一章「体操による人間変革」の「動きによるテスト」で引用した、二人で協力してやる運動に類する数多くの運動(十二ページ)を、まとめて「寝にょろ」と呼んでいる。生きている人間のからだ、筋肉をなるべく休ませた場合、骨を内に含みながら、そのままの全体が液体的であることの実感をつかむために、適切な運動であると思っている。

いくつかの例をあげてみるが、このほかに、誰がやっても、いろいろ次々に、おもしろいやり方が発見されるはずである。

①片脚あるいは両脚を、いろいろな方向に、ゆすりながら引っ張る。ゆすり方や引っ張り方の、テンポ・リズム・強さ・大きさなどを変え、引っ張る方向をいろいろに変えてみると、思いがけない奇想天外な動きが生まれてくる。脚の持ち方も、そのとき思いついた、やりやすいと感じた持ち方でやってみるとよい。

②腕についても、脚の場合と同じ。

③肩・胸・腹・腰などについても、また同じ。

注意しなければならないことは「粗雑な感覚で乱暴にやること」は絶対に禁物ということである。思いきってとか、自由奔放・勝手気ままということは、粗暴とはまったく異質のものである。今までの間に無意識にできてしまっている、人間のからだの動きについて既成の固定的な概念の枠を、まったく捨て去ったところで、いま新しく、二人の協力によって、生身の人間のからだの動きの原初の在り方を発見するよろこびを味わいたい。お互いが相手を信じ任せきってやるならば、相手に信じられ任せられていることに応えるやり方であるならば、洗濯物を洗うように背と腹を引っくり返されようが、おだんごのようにこねられて丸められようが、おもちゃのようにぐちゃぐちゃにもてあそばれようが、じつに爽快なものなのである。

生きものの動き

尻歩き

人間が体外に創りだした機械の最高作品のひとつは、コンピューターであろう。現在の工業技術界において、巨大なコンピューターから、その小型化・軽量化・高効率化・自動化が進んだものまである中で、これと並んで精力的に開発されつつあるのが、自動制御能力をもつ移動可能なロボットである。自然界の動物が当然のこととして移動する姿と、現在のロボットのギクシャクした移動の姿とを比較するとき、つくづく、自然の生きものの自動移動能力の神秘さに畏敬の念を感ずる。ところが、分析的な死体解剖学を基礎にした従来の体操の動きは、当然の結果としてロボット的になっている。体操というものに初めて接したときからロボット的動きであったために、その枠はきわめて固く、その枠の中では当然だと感じている体操の動きも、自然の素朴な感覚からすると、あまりにも不自然・不合理な動きである。生きている人間のからだは、固い塊の寄せ集めではなく、柔らかい液体的なもの・気体的なものの統一体なのである。もともと、自然の生きたからだの動きとは、からだの中身の状態が変化し、その変化が次々順々になめらかに伝送されていくことにその特徴があり、軟体的不快動物の動きが、その生きたままのモデルなのである。この「尻歩き」は、人間にとって歩くということがどんな意味をもつかということと、人間における歩くことの原初的な形態と機能を、はっきり実感させてくれる、おもしろい運動である。私にとって、DNA構造・機能説を生みだすもととなった動きのひとつでもある。

①床の上に腰をおろし、両脚を前に投げ出して坐る。このとき、両脚をぴったりそろえるとか、足首を伸ばすとか考えることは、まったく馬鹿げたことで、自然に楽に、からだのすべてを床(地球)に任せきることが大切である。

②まず、からだの重さを右尻(腰・坐骨)だけに乗せてみる。地球の中心に話しかけるような感じである。すると、左尻の中身は軽くなって少し浮いてくる。右腰の中身と左腰の中身と、その中身の感じが全然違うことに気がつく。上体の中身をゆっくり細かくにょろにょろゆするようにしてほぐれていることを確かめる。

③同様に、からだの重さを反対の左尻だけに乗せる。

④右尻と左尻にからだの重さを交互に乗せることをくり返す。このとき、腰の中身が、骨盤というひとつの骨の塊である、という解剖学の知識はまったく邪魔であるから、それを捨てて探らなければならない。目を軽く閉じると(いわゆる半眼)視覚を捨てやすく、からだの中身の感覚が目覚めてくる。現実にある骨盤が溶けてなくなり、現実にある両脚の存在が消えてなくなってきたら、ほんものである。そうなってくると、腰の中身が右腰と左腰に分けられ、尻(坐骨)を足の裏とする。右腰が右脚、左腰が左脚というように、新しい脚として生まれ出てくる。

⑤このような感覚がつかめてきたときは、前に歩こうと思えば、きわめて当然のように前に歩けるし、後ろにも斜めにも歩けるのである。現実にある両脚は床にべったりついているが、感覚的にはまったく消え去った中で、床を滑っていく。

歩くという動きにとって、最も基本的なことは、からだというものに右半身と左半身の二つがあって、その右と左の中身の在り方が変わることによって、交互にその役割を交替するということである。現在の機械では、外側の形が変わることによって交替することはできても、中身の在り方が変わって、その役割を交替することができない。ここに自然の生きものと機械との本質的な差異がある。

従来の体操でこの点をほとんど見逃してきたとはなんということであろうか。

両脚を床に滑らせながら歩くことが、楽にできるようになったら次のようにやってみる。膝を屈げて股を胸に近づけ、足を床から離す。床についているのは尻だけである。この歩き方がよくできるようになると、前や後ろだけでなく横歩きも可能となってくる。

尻歩きの横歩きは、右坐骨と左坐骨をはっきり分けることができるのが前提となり、下丹田の部分(肛門と陰門との間)で「開ける・閉じる」が明確にできることによって可能となる。この部分の感覚と機能は、人間のすべての働きの最も重要な基礎となるので、充分に練習することが大切である。一般に、陰部とか陰門の文字でしめされるように、この部分の重要さについては、他の人に対してはもちろん、自分の中においてもさけて通る傾向がある。下丹田を開いたり閉じたり、ゆるめたりしめたりする能力は、充分に検討し、確認する必要がある。

この尻歩きのテンポを早くしてやってみる。腰の中身がひとつの塊になってしまったり、胸や脚や腕など、どこかに力が入りすぎても歯切れのよい歩き方は絶対に生まれてこない。

従来の体操では、「均整な発育」ということに価値を認め、それを形の上での左右相称に求める傾向が強い。したがって、右半身と左半身の、中身の状態の変化や、機能における役割の変化をまったく無視し、ほとんどすべての動きにおいて、左と右とが空間的(形)には同じ動き、時間的には同時に、というやり方で行なわれている。このような動き方は、自然の生きものとはまったく別の機械の動きであって、結果的に、生きものが自然にもっている合理的能力を歪ませ、自然の感覚を麻痺させてしまう。右半身と左半身とが、同じ性質の動きをする場合においても(たとえば歩く)、時間的には交替して働くのが自然の原則なのである。

この本に挙げてあるすべての運動を通じて、動きの経過のどの瞬間においても、どのような姿勢になったときでも、からだのどの部分でも、ゆすろうと思えばゆすることができなければならない。そしてそのゆすり方は、左半身と右半身の「左右対称的な部分の、同じ時、同じ量、同じ質」のゆすりでないことを原則にする、ということになる。二人で協力して「撫でさする・もむ・ゆする・押す」などによる対話の仕方においても、同様の注意が大切である。人間のからだがすべて右と左からできていることは、簡単なことではなく、右と左の問題は、さらに深いところで充分に検討されなければならない。伝統芸能の各分野の舞踊や、伝統武道の各流派における「腰を割る」「背中を割る」ということの重要性も、このことを示す教えである。

いずれにしても、ある姿勢やある動きをする場合に、その姿勢や動きが、外側の形だけでできたように見えても、それでよいと考えるのではない。その姿勢での中身に、その動きでの中身に、どれだけ豊かなそれ以上の仕事への可能性をもっているかということによって、その姿勢やその動きの可否が決定されるのである。サーカスや曲芸で、ある姿勢ある動きの中で、さらにそれ以上の別の芸をするというあの在り方である。

脚の裏筋伸ばし

一般に伸脚運動と呼ばれているものがある。両脚を左右に開いて立ち、上体を軽く前に屈げて両手を左右の膝に当て、右膝を曲げ、左膝を伸ばし、その伸ばした左膝をそこに当てた左手で強く押して、まさに強引なやり方で、左脚の裏筋を伸ばす運動である。ひどいものになると、上体を固め腕に力をこめてその重さと力でぐいぐい膝を押し、脚にもまた力を入れてそれと押し合うというようなものさえある。どんな気持でこんなことをしているのかまったく見当がつかない。

ここでやろうとする運動は、形の上では非常にこれとよく似ているが、その考え方や方法がまったく違っていることに注意してほしい。

①両脚を左右にやや広めに開いて立つ。

②腕は自然にぶら下げたまま、右足の足の裏に全身の重さを乗せながら右脚を静かにだんだん深く曲げていく。足の裏はぴったり床に着いたまま。左脚は伸ばしたままでなるべく力を抜いてぶら下げた感じの中で中身を柔らかく保つ。そのとき左足の裏は床

から離れて踵だけが床に着いていて外側に滑り出していく。上体は楽に上下にまっすぐの感じの中におく。

③全身の重さを受けた右脚の膝が深く屈がるにしたがって、下におりてきた上体が、もしほんとうに重さを右脚に任せているならば、腰の向きは下りるにしたがって無意識・自動的に伸ばされている脚の方にまわる。はじめのうちは、意識的にゆるめることに注意することが必要である。背骨を溶かして尻尾に流し込むというような、あるいは顔や胴体、骨盤やその中身を溶かして、右足の裏と左足の踵から地球に流し込むというようなイメージがつかめると、「そへ」の部分がよくゆるんでやりやすい。このとき重さを任せられた右脚の脛の部分は、ぴったり床についた右足の裏の上に垂直に、しかもぶら上がっている胴体やぶら下がっている腕よりも外側に立っていることが大切である。右脚の脛の骨だけが柱になって全身をぶら下げぶら上げていることになる。このようなときには、下におりてきた腰は、膝が伸ばされている左脚のつけ根の左尻で、そっと柔らかくやさしく床に触れるのである。左尻と床との対話ができるようになったら、この運動が一応できたということになる。伸ばされている脚の裏筋はぶら下がった感じの中で、結果的にはからだの重さの一部を受け、その重さによって優しく伸ばされるのである。この姿勢のままで本を読むこともできるし、編物をす

ることもできる……といったように、豊かな可能性をもった状態でなければならない。尻が最も下にさがっているとき、腕を固めてしがみつくように前に上げたり、からだの中身が固まって息が詰まって苦しくなるようでは、ほとんどまったく意味はない。そうならないために、静かにゆっくりゆするように動くことによって、固まりそうな所と動きの対話をくり返す必要がある。

人間のからだはすべての部分に右と左とがあって、そのお互いが外から見ただけでは固くくっついているようでありながら、中身をゆるめてみるとそれは、感覚的にも機能的にもはっきり分けられている。その分けられているものがお互いに相手を信じて、任せたり任せられたり、密接に協力し合って、まったく新しい働きを生みだしている。こんな簡単な運動でも、大事に大事にやっていると、そのような在り方が、からだの中にありありと鮮明に感じられて、なんとも嬉しくなるのである。

すべてのものやことにおいて、自分が大事に大事に触れない限り、けっして新鮮さや豊かさや深い味わいは生まれてこない。

しゃがむ・立つ

舞踊の基本的な動作のひとつに、両膝を開いて深く屈げてしゃがむ運動がある。スクワットと呼ばれている。とくにロシアのある地方の民族舞踊には、女性の優美なものから、男性の強烈な激しいものまで、多様で変化に富む各種各様の深くしゃがむ動きがある。その中の最も基本的代表的な動きをとり上げてみる。

①両脚を揃え、踵をつけ、爪先は直角より広目に開き、楽でスッキリした直立姿勢で立つ。

②両脚を新しくゆるめ、両脚が腰のつけ根から突如切断されて消えてなくなってしまった、という感じになる。すると、腰から上の全体がその重さで、地球の中心に向かってストンと落下する。結果として、両膝は開いて深く屈がり、腰から上の全体は、尻が踵に(脚の構造上の理由で、足は爪先立ちとなり、踵は挙がった形となるのがふつうである)衝突するまで落下して、深くしゃがんだことになる。深くしゃがむ運動として、このやり方が最高速度の限界である。

一般には深くしゃがむ動きを、できるだけ速くやるためには、脚を屈げる筋肉の強い収縮・緊張力が必要で、その筋肉を強く鍛えておかなければならない、と考えられやすい。仮に、脚の屈筋が極端に強く速く働けるように訓練してあったとする。そして、胴体が落下する速度より速く、膝を深く屈げることができるとすれば、どうなるであろうか。足の裏が床に結びつけられているわけではないから、強く速く屈げられた脚は、足の裏が床

(地球)から離れて宙に浮き、屈がった脚が腰についた形となる。その形のままで落下をつづけ、再び足の裏(爪先立ち)が床に着く。結局は、どんなに脚の筋肉を使って強く速く膝を屈げても、その努力はまったく無駄な努力となり、しかも着地の時に強い衝撃を受ける、という二重の損失となる。

③ストンと物体落下の法則にしたがって落下した胴体は、尻で踵に衝突して緩衝され、その緩衝力は、はずみ上がりのエネルギーとなる。このタイミングとエネルギーに、ぴったり丁度よく合わせて、膝を伸ばす筋肉を働かせると、脚が素早く伸びて、直立にかえることができる。

舞踊では直立にかえる時、両脚を左右に開いて、踵を床につけて立つことが多い。足首は屈げて指先が反るくらいにする。このやり方は、人間のからだの中でのひとつの盲点、「踵」の感覚を発達させるのに最適なものである。「踵もまた柔らかい」という感じにまで育てると、踵と床との瞬間の対話が可能となり、堅い床と堅い踵とが、柔らかく音もなく吸い着いて、とても気持がいい。

このタイミングをうまくつかみ、はずみ上がりのエネルギーを利用することをしないで、脚の筋肉の力だけに頼って早く立ち上がろうとすると、どうなるであろうか。タイミングが遅れた場合には、はずみ上がりのエネルギーを利用することができないために、脚の筋肉の力だけで、静止している胴体を高速度で上に引き上げる仕事を、まったく新しくしなければならないことになり、そのエネルギー量は大きなものとなる。タイミングが早すぎた場合には、まだ落下をつづけ、落下の運動エネルギーが最高に達した頃に、それとまったく逆方向への動きをしようとするのであるから、その仕事の必要エネルギーは二重に大きなものとなる。どんなに筋肉を鍛えてあっても、とうてい無理なことで、何回かやるだけで筋肉をいためてしまう。

このように、外見は脚の屈伸の動きではあるが、脚の筋肉の力はこの動きにとって主エネルギーとなるものではなく、からだの重さからくる位置のエネルギーすなわち、落下のエネルギーが主となる。しゃがむ時すなわち、落下の時は、脚の筋肉は原則として、伸筋も屈筋も全部の筋肉が全然働かない時に最高速度が生まれるのである。注意すべきことは、胴体が落下することに対して邪魔となる能動的緊張をゼロにするのはもちろん、どんなに緊張をなくしても、なおかつ残る組織そのものの粘性その他からくる脚の中の内部抵抗の、最も少ない状態はどうなのかを新しく探る必要がある。したがって、筋肉を訓練するということにとって、収縮緊張力を強めるということの重要さより、有合せのままでは高く大きい内部抵抗を、もっと低く、小さなものとするような訓練がさらに大きな意味をもつ、ということがすべての動きについていえるのである。

この運動は「息と「生き」」のジェット（噴流）の動きに書いた、呼吸による腕の動きと全く同じ性質のものであり、ふつうこの二つのことは同時に行なわれてひとつの運動となることが多い。脚についてだけいうならば次のようになる。

深くしゃがんだ姿勢を始めの姿勢とする。腰の中の気圧が高まり、その気体の流れが足の踵をノズル（噴出口）として強烈なエネルギーでシュッと噴出する。解剖学的なからだの構造、骨や筋肉の存在などをいっさい無視したイメージの働きで、結果として高速度で踵立ちとなる。

イメージの在り方は、固定的なものではなく、きわめて多様で、どういうのがいいと言いきることはできない。ここに書いたものもほんの一例を示したにすぎない。動きのイメージは、科学実験室内でのすべての現象を含めて宇宙で起こるすべての現象を創造的に想像し、さらに人間の空想能力を無限に拡げていくために、大胆奔放に、無責任・無秩序を恐れないあらゆる試みがなされることが必要である。

④直立↓深くしゃがむ↓踵で立つ↓深くしゃがむ、と連続してやる。歯切れよくなるべく高速度で、脚・腕・顔の動きの変化、転向・回転・移動の変化、テンポ・リズムの変化……。

落ちる感覚について。人間が一生の間に地球の中心から遠ざかる動きと、地球の中心へ近づく動きとは、ほとんど同じだけ行なうはずである。しゃがむ動きに類するすべてのものは落下(重さに完全に任せきる)の動きをその基本とする。生活の中におけるあらゆる動きにおいて、直接仕事をする動きは、地球の中心へ近づく時なされることが多い(ハンマー・鍬・刀・投球・包丁……)。基本的なからだの動きによって、実感を明確にしておくことがきわめて大切である。リズム感の基礎も、鉛直に落ちてはねあがる動き、その変形の振子の動きにあることはいうまでもない。

イメージによるからだの秩序変革

丹田・子宮から新しい腕が生まれる

丹田・子宮は人間の気が生ずるところ、人間のすべてが新しく生まれ出てくるところ、として感じられるところである。丹田の位置は、へそ・そへ(へその真後ろ)・尻の穴の三点を結ぶ三角形の中心で、それは腰の中心でもあり、女性においては子宮の中心でもある。

①両脚をやや広く左右に開き、ゆったり安らかな感じで立つ。

②右足の裏で新しく床(地球の中心)に話しかけ(体重を乗せることであって、力を入れることではない)、その応えとしての反動のエネルギーを足の裏から受け容れて、そのエネルギ

ーの流れが右脚の中を通り丹田に達し、そこで増幅されてふくらみ上がったエネルギーの流れが、胴体の中を通り、胴体の中に残っている古い中身も流れに巻き込んで、右肩から右腕の中を通り、指先からからだの外へドゥーッと流れ出る。流れ出るものが何なのか、流れ出る方向がどちらなのか、流れ出る出方がどうなのかは、そのときの自分の中に生まれたイメージに任せる。変化があるほうがかえってつかみやすい。

このとき、からだは柔らかく薄くなめらかな生きている皮膚の管(生きている気体の膜の管)で、管の内側がよく空いていてなめらかであることが大切である。とくに常識的には現実に存在している腕を、感覚的には完全に捨てきることが大切である。現実にあるものを捨てきること消し去ることは、大変むずかしいことであるが、ある程度その感じがつかめると、丹田から新しい中身が出てきて、広くあいた肩口から、いま新しく腕が生まれる、という感じがつかめるのである。日常生活的な考え方の枠を破らなければできるものではない。

ドゥーッと流れ出るのか、ホワァーンとなのか、シューッとなのか、ビュッとなのか……、流れ出てくる中身のイメージによってきわめて多様な動きとしてあらわれてくる。奔放なイメージとそれによって変化する動きと、その関係のおもしろさが、ここにある。

③左足の裏で新しく床(地球の中心)に話しかけ……。というように、右と左を交互に何回もつづけてやる。足は一定の場所にしっかり立っていなければならない、というようにこだわらないで、移動したかったら動けばいいし、よろめいたらよろめけばいいし、すべてのことにこだわらないで、大胆自由奔放に、のびのびとおおらかにやることが大切である。

丹田・子宮から新しい脚が生まれる

①両脚をやや広く左右に開き、ゆったり安らかな感じで立つ。
②左足の裏で新しく床(地球の中心)に話しかけ、その応えとしての反動のエネルギーを左足の裏で受け容れ、そのエネルギーの流れが左脚の中を通り丹田に達し、そこで増幅されてふくらみあがったエネルギーの流れが、胴体の中に残っている古い中身も流れに巻き込んで、広くあいた右脚のつけ根(股口)から、右脚を通り足の裏や指先からドゥーッと流れ出る。
③右足の裏で新しく床(地球の中心)に話しかけ……というように、反対側の動きを交互に連続して行なう。イメージその他のことは「腕」の項で書いたとおりであるから省略する。

脚の場合は実際には全身のバランスの問題がなかなかむずかしい。バランスがとれていないと、からだはすぐ硬直するものである。よろめくことを恐れないで、なりふりかまわず髪を振り乱してやることが大切である。常識的には無茶苦茶な感じということになる。常識的な体操の枠からは完全に外れたもので、枠をまったく無視することの中から、自分のからだが「これがいいのだ」「これがほんものだ」と叫ぶ、新しい秩序を求める動きである、ということであろうか。

このような動きは、それがよい動きであればあるほど、やっているそのときにはほとんど何も意識することがなく、いわゆる無心の境地であることが多く、他の人によかったといわれたり、自分で気がつく場合でも、その動きが終わってからであることが多い。

からだの中を地球の中心から送られてくる新しい何かが気持ちよく通り抜けて、古いからだの中身を洗い出し、いつも新しいからだの中身が生まれる。このような動きは、まさに排泄の快感を満喫することができる。のびのびと爽快で、まことにすがすがしくみずみずしい。

この丹田・子宮から新しい腕が、新しい脚が、のふたつの運動は、「腕が」と「脚が」と別々にやって、ある程度丹田の位置の感覚がつかめるようになり、そこから、新しく中身が生まれ出ていく感じがつかめてきたら、腕と脚と区別しないで、からだの中心の丹田から、どこからでも勝手に、順序や出口の数も、あらかじめ決めてしまわないで、次から次へと奔放にやっていくとよい。馴れてきたら頸を出口にして新しく頭を生み出すこともやってみると、新鮮な感じがもてて面白い。

動きの中で、現実の自分のからだが、原初生命体となり、あらゆる方向に仮足(偽足)を出すようでもあり、原初生命体からいま新しく現実の自分へと、短い時間の中で三十億年の進化をしてしまうような感じでもある。原初生命体の能力が損われないまま、そっくり現実の自分の中に生きて残り、いま持っている現在の人間の能力と一緒になって溶け合い、自分の望む最高の人間が新しく生まれ出るような気がしてうれしいのである。これらの動きは、目を開くでもなく閉じるでもなく……というようなあり方がよい。

丹田・子宮から新しい乳が生まれる

①両脚を左右に開き、ゆったりとして安らかな感じで立つ。

②左足の裏で新しく床(地球の中心)に話しかけ(体重を乗せることであって、力を入れることではない)、その応えとしてのエネルギーを左足の裏から受け容れ、そのエネルギーの流れが左脚の中を通り丹田・子宮に達し、そこで増幅されふくらみあがった温かく潤い

にみちたエネルギーの流れが、胴体の中身も溶かしてその流れに巻き込み斜めに流れて、右乳の乳頭の所にあどけなく可憐で、豊かでおおらかな顔を出し、そこをいま新しく溢れるようにみずみずしくふくらませて乳が生まれる。そこを「みち」と愛称する。

③右足の裏で新しく床（地球の中心）に話しかけ、……。というように、右脚↓丹田・子宮↓左乳、というように反対側の動きをする。左乳は「さち」と愛称する。

④左足の裏から↓丹田・子宮↓右乳の真後ろの背中。というように、右背中（後ろの胸）にも新しく乳が生まれる。この部分は、実際には肩胛骨の内側の下の角のあたりで凝りやすい場所である。一般に背中は、有合せのままでは感覚がにぶく堅く厚く暗く自分の外にある感じである。背中を「後ろの胸」とし、そこの所へ丹田・子宮から新しくみずみずしい流れが溢れ湧き出すことによって、柔らかく明るく澄みきって温かい感じに変えてしまうのである。いつもこのような感じがもてるようになると、からだの調子がとてもよくなる。この新しく生まれたふくらみを「みちせ」と愛称する。

⑤右足の裏から↓丹田・子宮↓左乳の真後ろの背中……。というように、左背中に新しく乳が生まれる。この新しく生まれたふくらみを「さちせ」と愛称する。

この運動は「歩く走る」のテンポの中で、全身を柔らかく上下にゆするようなはずみで行なうとやりやすい。全身が柔らかく薄く滑らかな生きている皮膚の管で、管の内側がよく空いていてなめらかであることが大切である。やさしく温かく潤いのあるみずみずしい感じに浸ってやらなければうまくいかない。

この「みち」「さち」「みちせ」「さちせ」を連続して行なうと、胸の中の水平面内に、⊠形の動きの流れが生まれる。この真ん中の交点を、私は「上丹田」と呼んでいる。人間の働きにとって重要なところで、柔らかさと温かさと潤いの中心であるといってもよい。人間の中心といっても、それは堅く固まったものではなく、気体あるいはプラズマ状態のものである。人間のからだの乳の高さの重要性については他の項にも書いたので省略するが、この運動は、その重要性を探求する動きの中の代表的なものである。固められて塊となった胸を⊠形に移動させるのではなく、胸の形や胸の中身の在り方が、いつも微妙に流動的に変化するのであることを忘れてはほとんど意味がなくなってしまう。

丹田・子宮から新しい尻が生まれる

前項の運動と似たイメージで行なわれる、腰の部分の運動である。腰は有合せのままでは、骨盤という解剖学の外側の知識によって枠をはめられ、ひとつの骨の塊として考えられ、感覚的には堅く厚く、鈍く重く、暗く冷たく、自分の外にあるもの、といったように感じられていることが多い。腰についてのこのような感覚を、力強く豊かで、柔らかく融通性に富み、明るく澄みきって温かく潤いがある、というように、腰を自分自身の内側の生きものとして創りかえようとする運動である。

①両脚を左右に開き、ゆったりとして安らかな感じで立つ。

②左足の裏で新しく床(地球の中心)に話しかけ、その応えとしてのエネルギーを足の裏で受け容れ、そのエネルギーの流れが左脚の中を通り丹田・子宮に達し、そこで増幅されふくらみあがった温かく潤いにみちたエネルギーの流れが、胴体の中身も溶かしてその流れに巻き込み、右のお尻の所に流れてゆき、そこにおおらかで可憐な顔を出し、そこを今新しく溢れるようにみずみずしく豊かにふくらませて、右のお尻が生まれる。

③右足の裏で新しく床(地球の中心)に話しかけ、……。というように、右脚↓丹田・子宮↓左のお尻、というように反対側の動きをする。

④左足の裏で新しく床(地球の中心)に話しかけ、……。というようにして丹田・子宮に達し、そこで増幅されふくらみあがった温かく潤いにみちたエネルギーの流れは、胴体の中身も溶かしてその流れに巻き込み、右の「もものつけ根」(上の乳頭の位置と下で対応する所、お尻のふくらみの頂点のまん前、そけい部の中心)におおらかで可憐な顔を出し、そこをいま新しく溢れるようにみずみずしくふくらませる。そこを「もね」と愛称する。

右だから「みもね」なのである。

実際には、この部分をふくらませることはとてもむずかしいことである。全身をゆるめることがわかってこないと、とくに「そへ」のあたりをゆるめることがわからないとできにくい。

この部分は有合せのままでも敏感な所ではあるが、その敏感さは一般に羞恥心からくる警戒的、守備的なもので、縮め・固め・押え・隠すような傾向が強い。このこと自体は自然の働きであって、否定する理由はまったくない。しかし、自分のからだのこの部分を、自分自身が陰湿な、一方向的な感じの中に閉じ込めてしまう必然性もまたまったくない。この部分の敏感さを多様性のある豊かなものに創り変える必要はないであろうか。私は左半身と右半身との間の部分を一方向的に縮め・固め・押える在り方に偏《かた》よる状態を、DNA構造説の中で「おしっこ出たい型」と呼んで最も可能性の少ない状態であるとしているが、この「もね」の在り方は、人間のいろいろの働きにとって無意識の枠組みとなり、思いのほか大きな影響をもっているものと考えている。この一点が解放され、明るいものとなることによって、人間全体の在り方が、性格や雰囲気を含めて大きく変えられていくことがあり得ると思っているのである。

⑤右足の裏で新しく床(地球の中心)に話しかけ……。というように、「左のもののつけ根」

をふくらませる。ここを「さもね」と愛称する。

この「右のお尻」「左のお尻」、「みもね」「さもね」を、歩く・走るのテンポで、全身を柔らかく上下にゆするようなはずみで連続して行なうと、腰の中の水平面内に⊠形の動きの流れが生まれる。このまん中の交点は狭義の「会陰《えいん》」の部分の中身である。狭義の会陰は肛門と外陰部の間の小部分を指し、女性では肛門と膣口との間である。「蟻《あり》の門渡《とわたり》」とも呼ばれる。肛門と陰門との門と門の間は狭いので、蟻が一筋の細い道を縦列をなして行くことと関連させてできたことばだと思う。ここは頭や胴体をひとつの袋だと感覚するとき、その中身の全体を安心して任せる袋の底の中心で、まさにからだの根元と感ずる所、最も頼りにならなければならないところである。「尻の穴をしめろ」ということばがあるが、それはここのところでまるごとの自分を統一して、しっかり支えろということである。しかし、それは必ずしも固体的に堅く固めて締めつけるということではなく、明確な感覚をもった高圧・高エネルギーの気体の球といった存在感であることが多い。人間のすべての働きにとって最も重要な、命の根源ともいうべきところである。私はここを「下丹田」と呼んでいる。実際には丹田の在り場所もここに感じたほうがよいことが多く、その重要さの意味は丹田とまったく同じである。上丹田、丹田、下丹田を結んだ線(さらに上にも下にも延長される)を「丹田の道」と呼んでいる。その場の「こと」の必要に応じて、丹田はこの道の中を自由に移動して根拠とする最適の位置を丹田自身が選ぶようである。会陰という呼び名の「陰」にとらわれて差別することをしないで、その感覚を発達させ、生活の中でたえず検討する必要があると思う。

前の運動における「みち」「さち」「みちせ・さちせ」「上丹田」、「みもね・さもね」「下丹田」というようなことは、生活常識から考えればまことにくだらないことであるかもしれない。しかし、ほんとうにくだらないことかどうかはこの運動を十分やってみて、その部分に新しく観念的でない実感がもてるようになってから、もう一度考えてみてほしい。あまりにも少なく浅い経験は、かえって誤った実感をもつことになり、偏った歪んだとらえ方になるおそれがあるから充分に練習して検討してほしい。

前の運動やこの運動において、腕や顔の動きはどうなるであろうか。それは、この動きの感じに溶け込んで、素直に自由に、腕や顔が動きたいように動けばいいのである。意識的なお節介はまったく無用で、からだのそれぞれの部分を信じて任せることである。その時の腕の動きは、思いきり自由奔放に、世界に誇る民族舞踊・阿波踊の腕の動きが何倍かに増幅されたように……。のびのびと大胆に勝手気ままに動けるようになってくると、素晴らしい解放感が生まれる。動きのテンポやリズムはそのときのイメージによって多様な変化が生まれ、イメージの背景となる雰囲気も、大胆・奔放・溌刺、精密・繊細・微妙、華麗・魅惑・妖婉、というように多様多彩であることが好ましい。

上丹田・下丹田で円を描く

からだは事実として体液が主体であり、イメージとしては体気が主体であるならば、すべての動きの力学は当然のこととして流体力学となってくる。「てこ」や単振子などの剛体力学だけではどうにもならないところが出てくる。ここでは流体力学の専門的な知識は不必要といってよく、常識的な範囲で水や空気の動きを、よく感じとることができればそれでよいと思う。水や空気の動きは視覚だけに頼らず、五官の全部を総合的に働かせて、よく気をつけていると、特別に理論を学ばなくとも相当に深く感じとることができる。からだの動きにとっての流体の動きは、純粋な水や空気の動きよりも、ゾルやエアーゾルの動きが直接的に関係が深い。水の中の泡・砂・洗濯物の動きや、土砂崩れ・雪崩などの動きはゾルの例であるし、シャワー・雨・煙・雲・霧・降雪などの動きはエアーゾルの動きの例である。流体の動きのひとつの特徴は、時間的にも空間的にもきわめて複雑な波の動き・円運動・渦の動きなどである。この複雑微妙な動きの最も単純なモデルとして選んだのがこの運動である。「ヒトの乳房はなぜそこに二つあるのか」の中のテスト、鎖(数珠)をぶら下げて、それを水平面内で丸くまわすという動きを、立った全身でやるのである。地球からぶら上がっている人間のからだの、上から三分の一の所が上丹田、下から三分の一の所が下丹田である。

この動きは、上丹田・下丹田のふたつに限らず、丹田の位置を丹田の道に沿って、適宜に明確に決めて、その決めた高さの水平面内で円を描いてみる。その高さが少し違うことによって、それぞれ微妙な違いのある動きが生まれてくるのでおもしろい。動きのテンポ・動きの大きさ・回る方向なども、いろいろ変化させてやってみることができる。動き全体のイメージについても、ここに書いたものと違う在り方がいくらでも可能である。

第五章　ことばと動き

ことばとからだ

自分にとってことばとは何か

人間は、ことばを持つ動物であるといわれている。私はことばにならない世界にこそ人間の、そして体操の本質があると考えている。しかし、自分のからだを手がかりにこの考え方を進めれば進めるほど、ことばの問題に深くかかわっていることに気がつかされる。体操の問題のすべてがことばの問題である、とさえ考えられるのである。

ことばについての私の発想は「自分にとってことばとは何か」ということだけである。ことばはあくまでも自分自身の内側の問題（認識・思考・創造）であって、自分自身を確認するためにある。ことばがもつ、他とのコミュニケーションの媒体としての意味（伝達・表現）も、自己（人間）の実存（現実存在・事実存在）の確認のひとつの方法としてあるにすぎない。したがって、今あることば、その意味・概念は、ほんとうに自分がそう思うならば、他がどうあろうと、まったく自分勝手に決めてしまってさしつかえない。また、今ないことば、それがほんとうに自分にとって必要であるならば、他に通ずるかどうかは二の次で、勝手にことばを創り出し、勝手に使っていっこうにさしつかえない。勝手に決めたものが、勝手に創り、勝手に使ったものが、もし「ほんもの」のことばであるなら、おのずから他を触発するエネルギーをもつはずだ。それがほんものでなかったときは、新しくやりなおすしか方法は残っていない。私にとって、「動きの本質は〝内動〟にある」のと同様に、「ことばの本質は独り言(独白・内言)にある」ということになる。

「ことば」のひとつひとつについて、あくまでも具体的に、どこまでもただ今の自分の実感を大切にして探究してゆく営み――それをも私は「体操」と呼んでいる。

私は、音声言語・文字言語だけが言葉ではなく、からだの動きもことばであると考えている。そして、身ぶり、手ぶり、顔の表情などのように、外側に大きく、はっきり現われるものだけがからだの動きではない、とも考えている。身ぶりの本質は、心や内臓も含めたからだの中身の変化である。狭義のことばが意識の世界の出来事であり、第二信号系のものであったとしても、ことばの本質は情報であり、動きであり、変化である。自分のからだの奥に、ある存在感とエネルギー感と方向感とをもった「何ものか」として感じられる「変化・動き」――この根源的なものを何と呼んだらよいのか。原初感覚・原初行動・

原初変化・行動の素・感じの素・動きの素・ことばの素・変化の素・情報の素。調子はいいが具合が悪い。やはり、情報の原初的なものというよりは、自己の中の原初生命体の情報という意味で、「原初情報」と呼ぶのがふさわしいと私は思う。

この原初情報がことばを必要とするときに初めて、ことばを選ぶ作業が開始され、そのことによって初めて意識の世界のものとなる。そして、ある言葉が選ばれる(内言)と、新しいからだの変化・動きが生まれてだんだん育ち、呼吸・発声となり、いわゆる音声言語(外言)となって現われる。からだの動きはもともとことばにつける付録ではなく、動きもことばそれ自体なのである。思考の便宜上、ことばと動きを分けていうならば、ことばはからだの動きであり、からだの動きはことばであると言える。もしこう言いきれないとすれば、その人にとってそのことばは、習いはじめの外国語のようなものであると言えよう。すべてのことばは必ずからだの動きを内に含み、それぞれのことばが内臓の働きや筋肉の運動その他、行動へのエネルギーをもち、独特な肉体感覚をもっているのである。

音声や文字言語とからだの動きは、おたがいに拘束し合ったり増幅し合ったりする。ことばを大切にするということは、ことばを選んでしまった後で(動きを選んでしまった後で)、そのことば(動き)をいくら大切にしても、もうおそい。ほんとうにことばを大切にするためには、ことばが選ばれる前のこの原初情報の段階を大切にしなければならない。選んで決めてしまうことを急がないで、ことば選び(動き選び)を大切にしなければならない。何かを選ぶということは、それ以外のものを選ばないということ、捨ててしまうということであるから、いったん選んだ後でも、選ばなかったもの、捨ててしまったものの中に、大切な何かが残されているかも知れないという慎重な姿勢がなければならない。その姿勢があるとき、それが選ばれたことばを発するときのからだの中身のあり方を決定し、その中身のあり方によってからだの動きが生まれ、捨てられたものをも含むような呼吸・発声となり、そのことばの微妙なニュアンスを含ませるものとなるのだと言えよう。

ことばをからだのどこから探すか

私はことばで認識・伝達・思考・創造……とどのような営みをする場合でも、そのことばを自分のからだのどこかで探していること、どこからか生まれてくることを実感しているので、他の人はどうであるかを問いかけてみたくなる。

頭の中か、頭の中のどこか、頭の外のどちらの方向でその距離は何センチ位の所か、胸の中か、腹の中か、腰の中か、時には脚や足の中であったり、腕や手の中であることもある。それは認識・伝達・思考・創造の内容によって違うようである。

その内容とことばを探すからだの部位との関係が、なるほどと納得のいく感じのときは、その働きがうまくいくように感じられる。この関係には何か必然性があり、それにふさわしいように自分のからだの中身の状態や姿勢は自動的に制御される。このことを逆に意識的・積極的に利用するとなかなか調子がよい。

このことは、ことばや動きの原初情報の働きによるものと考えられるのだが、時間（過去・現在・未来）や空間的条件、快・不快その他の感情・情緒のあり方、論理の世界か非論理の世界か……等によって、複雑なあり方をするので興味深い事柄である。そして、ことによると、この方向を突き進めてゆくことにより、動きの問題・発声・ことば・思考発想の問題へと、限りなく、新しい、本質論と方法論を導き出せるような予感がある。

ことばを聞くということ

聞く（話を聞く、音楽を聞く、芝居を見る……）ことにおいて、自分がどんな在り方をしているかを検討してみると、次のような段階があることに気がつく。

①耳できく。

②耳だけでなく、皮膚もきく。（毛穴が開いている感じ）

③耳・皮膚だけでなく、筋肉・骨（運動器）もきく。そこで、うなずく、首を振る、足拍子をとる、からだ全体を動かす……などの動きとしてあらわれる。その実感は分析的

にではないが耳・皮膚・筋肉・骨そのものの中身の変化の感覚である。

④耳・皮膚・運動器だけでなく、内臓もきく。そこで、心臓の鼓動・呼吸・涙腺……などに変化が起こってくる。内臓実質の新しい変化の感覚がある。

⑤耳・皮膚・運動器・内臓がすべてきいているという感じを超えて、それらの組織・器官の区別がなくなり、全細胞が新しい生きものとして動きだす感じである。

⑥さらに進むと、細胞の界面の膜もなくなり、自分の全体が渾然一体の原初生命体コアセルベート的なものとなる。それは時に透明となり、にごり、沸騰し、凍りつく……というような全体的変化として感じられる。涙が出ようが、他の人が見ていようが、すべて意識されなくなる。

このように文字で書いてみると、あまりに分析的で実感とは違うように思えてくるが、あなたの場合はどうであろうか。いずれにしても、こちら(自分)の中身の変化が、事実としても新しく起こることには間違いない。感動というものがいわゆる「心」という観念的なものであっては、私の場合納得できないのである。

からだの貧困・ことばの貧困

私はからだの中身の感覚の貧困さを痛感し、今までに感じ得た感覚能力を育成強化するとともに、自分のからだの中にその素を持ちながらも、自分で一回も味わったことのない未知の感覚を、発見し活性化する試みをつづけてきた。そして、現在至り得た結論的なものは「からだの感覚の不毛・貧困は、からだの中身の変化の感覚についての言語化への努力の怠慢からくる、ことばの貧困にある」ということである。

これは中世の長い間、肉体を蔑視し、からだの中身の変化の感覚を言語化することを一種のタブーとした影響がきわめて大きい。また、過去の人たちが、そのような感覚をはっきりつかめなかったことや、それを言語化することの意味の自覚・言語化の必要感が弱かったために、せっかく見つけたものをそのままにしてしまった。まれに必要感を感じた人も「いわくいいがたし」という便利なことばを見つけてしまったために、そのことばの中に逃げこんで、この一言で片付ける安易さに落ちこみ、言語化しようとする執拗な努力をしなくなったのではないだろうか。この傾向を自分の中にも見出してぞっとすることが多い。

もしも今までの人類の中で、言語化に真剣に取り組む人がもっともっと多かったら、このような感覚についてのことばは、現在あるよりもはるかに豊富で変化と多様性をもっていただろう。そして同時に、現在の人間の身体感覚もすばらしく鋭敏繊細、豊かでたくましいものとなっていたに違いない。

今からでもおそくはない。からだの中身の感覚を大切にして、どんなにかすかなものであったとしても、どんなに難しくとも、なんとかして言語化しようとする。そのことによって自分自身の感覚が発達し、確かな実感による存在感と認識能力が生まれるのではなかろうか。

多少の無理があっても、おかしくとも、一つのことばに絞れなくとも、いくつも並べたままでも、文字言語にはならなくとも、とにかく言語化してみないと、せっかくつかみかけたものも、それに似ているすでに言語化されて強いエネルギーをもったものにくっついてわからなくなってしまう。からだの感覚や能力を、いわゆる随意化(コントロール)するためには、何としてでも言語化することが先決である。この作業は無限につづく性質のものではあるが……。

誰でも日常経験していることと思うが、大事な困難な仕事に向かい合っている時に、夜眠りつく直前とか、風呂の中・便所の中とか、思わぬ時・所ですばらしい創造的直感が働き、ひらめき・アイディアが浮かぶことが多い。しかしそれをそのままにして置くと、後で思い出そうとしても浮かんでこなくて、何ともいえない残念無念を味わわされる。一般に「内言」だけにしておくとこのような結果になることが多い。次にあげるような外言化の作業は、やるとやらぬとでは大変に違うことに気がつく。

●身もだえ、泣き、笑い、息づかい、ことば以前の音・声……。
●線としてのことば以前の「点としてのことば」を書く、発声する。
●線としての音声言語化する作業。ひとりごとをつぶやく。（呼吸、発声その他の動きを伴う）
●線としての文字言語化する作業。メモはこれであるが、それに留めて置かないで、できるだけ成文化することが大切である。（私の場合、メモの作業はよくしてきた。成文化作業に怠慢であったことが一代の不覚という感じである）

からだの中身の変化の感覚を言語化する作業にとって大切なことは、一つのことばに絞ることにこだわらないことだ。早く決定してしまおうとしてはいけない。決めてしまうとその作業が完結した感じになって、止まってしまうからである。ほんとうに納得するまで、それに近いいくつものことばを併立させ、「あいまいさ・不安定さ」を大事にして未完成のままにして置くことだ。完結へのエネルギーがさらにそれを検討させ深化させ、続いて新しい発見へ導いてくれるからである。

「ほんとう」と「偽り」

わがままに徹すること、それによってしか責任をもつことはできない。自分がほんとうにどうしてもやりたいことは何か、どうしてもこのようにしなければいられないというやり方は何か。それがほんとうにわかったら、いや、わからなくてもよい、まるごと全体の自分が、ほんとうにどうしてもと感ずるのなら、まったく自分勝手にやってみることだ。そうするより他に自分が生きている実感・生きがいは生まれてこない。

自分の感じている一番大事なものが、他人に通じようが通じまいがそれは二の次のことだ。他に通じさせようとする一切の妥協、卑劣なおもねり、愚劣なサービス精神は、みずからを損うだけでなく、相手を侮蔑し愚弄する以外の何ものでもない。自分が今、ここで、ほんとうにやりたいことをしていること、それ以外の別の所に、自分のいのちがあるはずがない。この生々しい強烈ないのちの火花だけが、相手の中に新しく何事かを起こし得る唯一のものであろう。ほんとうはやりたくないことを、自分がやるべきことであるかのように偽って、やむを得ないこととしてやることこそ、人間最大の罪悪ではないのか。

人類のために、国家社会のために、階級のために……。そんなことはみんな嘘っぱちだ。人のためにということが偽りなのだ。自分自身のために……それに徹することこそ、ほんとうの生き方だ。そこから生まれた人類・社会・階級でない限り、根なし草でしかあり得ない。必ずいつか挫折するしかないであろう。

すべてのこだわりを捨てきったところ(無・空)……ということも、自分自身に徹底的にこだわることから出発しない限り、生きるエネルギーを失った空疎なものになりかねない。ほんとうに生きるためには、堂々と自分自身にこだわり、徹底的にわがままを通すことだ。他人を偽ってもよいが自分を偽るな、他人を傷つけてもよいが自分を傷つけるな。しかし自分が自分であるために、一番大事な何かのためには、自分を偽ろうが傷つけようが、それはまったく差支えない。そうするしか自分が自分であり得ないからである。

完璧……なんと空疎なことばであろう。人間のやることで、およそ完璧というものがあるはずがない。あるはずのないものをあるかのように思うことは、明らかに欺瞞だ。またもしそのようなものが仮にあったとしたら、それはおよそ退屈きわまりないものとなるであろう。もう生きることにおいてなすべきことが、すべて終わってしまうからである。

ことばの誕生で得たもの・失ったもの

「こころ」「からだ」――人類の歴史の中で、いつ頃どのようにして、このようなことばが生まれてきたのだろうか。もしこのことばが今もなかったとしたら、今のわれわれは自分自身をどのように感じとっているのだろうか。人間の分析・抽象能力によって生まれたであろうこのことばによって、人間が得たものは何か、そして失ったものは何か。

「足・脚・尻・胴体・腹・胸・背・肩・腕・手・頸・顔・頭……」このように、からだを部分に分けて、別々に名前をつけることが当然のようになったことによって、人間が得たものは何か、そして失ったものは何か。

この世の中にまだ体重計がなかった頃、人間はからだの重さをどのように感じ、そしてそれが人間にとってどんな意味をもつものとして、感じとられていたのだろうか。もし今も体重計がなかったとしたら、決して「自分の体重は何キロだ」と、何の疑いも持たずにすましてしまうことはないと思うのだが……。

人間が月面に立てるようになった現在においても、からだの重さの感覚機構を知る人の少ないのは何故であろうか。体重計の示す数字と、生きて動いているその人自身の重さの実感とは、ほとんどまったく別のものである。こんなことをはっきり問題として意識したことがあるだろうか。

自分自身のからだの重さこそ、自分の動きのエネルギーの根源である。重さの感じが複雑な構造で変化してゆく、その実感こそ、自分の存在感・行動感の基礎である。このような考え方は奇異なものだろうか。

自分自身のからだの重さが、ある種の抵抗感・障害感・束縛感・圧迫感・緊張感となり、そしてそれが不快感につながるものになるとすれば、それはその時の自分の調子が悪いか、動き方が悪いからである。とこう思うのだが、どうだろうか。

皮膚という外側の脳ともいうべき生きている一つの袋、この袋の中に体液という生きものがいっぱい、その体液にとっぷりつかって生きているのが筋肉、骨・脳・内臓、この多重構造の生きものの全体が自分なのである。この柔らかい袋の底(足の裏など)で、地球との対話が行なわれ、からだの重さの感覚がはっきりしたものとなる。この実感に支えられて、人間のすべての動きが生まれてくる。たとえそれが意識的なものでないとしても。

自分のからだの重さを、自分の骨を信じてそれに任せ、その全体の自分を地球を信じてそれに任せきる。信ずること↓任せること↓ゆとり↓新しい可能性、このようなあり方が、確かな実感としてあると思うのだが……。

個に徹するということ

「主観・特殊・個別以外には具体的に存在するものはない。存在するもののすべては主観であり特殊であり個別である。特殊な個の内側にもぐりこみ、それに徹したときだけ、いわゆる普遍というもの、客観とよぶものをとらえることができるのだ」。この私の考えは単なる思いつきではない。いろいろな私の実感から、「もともとそれしかありようがない」ということなのである。

生きものは、生きている間は生きるために多少の矛盾を含みながらもすべてが都合よく働くようにできていると考えてよさそうだ。たとえば、物理現象としては連続的なものも、それが人間に受けとめられるときには、その生存上の必要性によって質的にまったく違うものに転化する。温かさと冷たさ、それは、温かさが次第に少なくなって冷たさになるのではなく、この二つの感覚は受容器も神経繊維も、まったく別のものであり、或る温度(これも時によって変動する)を境にして、それより高い温度と低い温度は全く別の受容器で受けとり、別の神経繊維を通って脳に送られてゆく。カメラやマイクロフォンのように内外環境をそのまま受けとめるのとこの点、まったく違う。

これは特別の例ではなく、生きものは、もともと自分が生きるのに都合がいいようにしか受けとりようがない、そんな仕組になっているのだ。しかもこの仕組もいろいろな条件によってそのつど違ってくる。このことは、逆に、最も自分に都合がいいように変えることができるという、積極的意味に解するのが素直であろう。

次々に流行する主義主張に右往左往するな、右顧左眄するな。

どんな時代であろうと、どんな国の人であろうと、人間の考えることだ。人間のすることだ。自分という人間の個の、ほんとうのあり方を、より深くより新しく、探検をつづけるならば、それがそのまま人間の真実なのだ。最も恐れなければならないことは、新しい主義主張を知らないことではなく、自分自身を失うことだ。たとえ自分のつかんだものが他に通じないとしても、それはそれで仕方がないではないか。自分が納得できるということが、自分のからだのすみずみまでの全部の細胞がこれでいいんだとうなずくということが、自分にとって「最後の審判」ではないのか。

すべてのことにおいて絶対的な基準は存在しない。すべての基準は、関係によって、相対的に、その都度、今ここで、新しく、自分の中に生まれるのだ。自意識過剰ということは、ほんとうの自意識がないということだ。それがほんものであるならば、それはどんなに強くとも強過ぎるということはない。主観的・独断的であるほかに、判断というものは存在しない。非難・否定されるべきは、主観・独断ではなく、ほんとうの主観をもち得ないこと、責任をもって独断し得ないことではないのか。

内面からの表現

内面からの表現とか演技とかいうが、この場合の内面とは精神的なものをさす場合が多い。精神が人間の本質であるから、そこから生み出されてくるものが本物で、外面の形だけのもの、単なるものまね、型演技は否定されるべきものというわけである。このことはそのまま正しいといえよう。しかし人間の働きの本質は、精神とか肉体とかに分けて考える以前の、生命力(エネルギー、バイタリティー)といったような、未分化な、意識にのぼる以前にあるものだと感じられる。精神(心)が肉体に命じて外側の動きを起こさせるというのではなく、動き自体に内面的な動きと外面的な動きとがあるように思う。「内面的動き」を感覚的・イメージ的に表現してみれば次のようにいえよう。

未分化な内面の中心と感ずる「ある何ものか」がムクムクと動きだす。その外側は柔らかく透明である。中心の動きがそれに伝わりだんだん拡大される。透明な外側をとおして中心の動きを見ると、中心を裸のままで見るよりもさらに強い迫力をもって感じられる。このような感じの動きを内面的な動きといい、それによって内面からの表現が生み出される。したがって問題は意識下の未分化なあるものをどのようにとらえ、どのようにコントロールするかということになってくる。

「からだの中身」と呼んでいるものは、この「ある何ものか」の具体的なひとつの側面であって、実感としてとらえることのできるものである。したがって、からだの中身の感覚をとらえることが重要な手がかりとなってくる。

リズムについて

(1)時間と空間の中で、何かが、変化しつつあるということ、差異があるということ、その変化・差異がリズムの本体である(始めにリズムありき)(すべての動きはリズム運動である)。そしてその中からいつか人間がリズムという概念をつくりあげ、そう呼ぶようになったものには、ひとつのまとまりとくり返しをもっているようである。何がどうまとまると感ずるか、くり返しと感ずるかによって、それぞれの人のリズム観(感)が生まれる。「ある系の中において、ある差異あるものが、ある順序配列をもち、そのものからあるまとまりとくり返しが感じられるとき、それをリズムという」

(2)巨視的と微視的の差はあるにしろ、からだの動きも、音も光も、ものの動きがその本体である。したがって、からだの動きのリズムも音楽や美術の中でのリズムも、すべて動きのリズムとして、共通のものであり、それらがからだで認識される限りにおいて、からだの動きのリズム感がその基礎感覚であるといえよう。

(3)バイオリズムの事実と理論、その発展は注目すべきものと思う。

音について

(1)動きのあるところには必ず音があり、音のあるところには必ず動きがある。（人間には感覚できるかどうかは別として）

一般的には動きにともなう音は、動きのエネルギーが転換したもので、動きにとってロスであると考えてよい。したがって音の小さい動きほどよい動きであるといえる。ボクシングのパンチの音、野球のバッティングの音など、大きい音がするのが強いとはいえない。私の体操で音なしの動きを基礎にしているのはそのためである。

(2)大きな衝撃音のするときは、不必要な筋肉の緊張によって身体が固体化して、ショックが全身に吸収されない場合が多い。接触面が広く同時にふれる場合にも大きな音が起こりやすいが、その場合は一種の緩衝となることもある。

(3)動きにともなう音は、動くからだの中身のあり方その他の条件によって変わってくる。いろいろの楽器によって違う音の出ることと同じである。求める動きにとって必然性のある音を追求することは、その動きの本質を探る大切な方法である。

(4)前のことを裏返すと、声楽・器楽を通じて、ある音を出すためにはそれに対して必然的・絶対的な動きによらなければならないということである。ある声・ある音が出るためには、どんなからだの状態が必要なのか、どんなからだの動きでなければならないのか、それを究めればその声・その音は、当然の結果として生まれるはずである。

(5)音なしの動きと、必要な望ましい音を生みだすための動きとが、ほとんど共通のものであることは興味深い。音を出すための動きの最後の一瞬だけが、その時出そうとする音によって多様に変化するのであって、それまでの大部分の動きは共通にムチの原理による動きなのである。

原初音韻論遊び

ことばの実感を追求する

文字や意味の辞典的先入観の束縛を、バッサリ断ち切って、原初生命的自己の自由奔放な世界を創り出し、その中にひたる。そこで、いろいろな音《オン》をひとつひとつ取り出して、何回でもくり返し発声してみる。そのとき、まるごと全体の自分のからだの中身の微妙な変化が、その音をどのように感じとるか……素朴素直・勝手気儘・無責任無秩序・線にしようとしないで点のままで片っ端からメモする。それを改めて新しく検討して、自分の実感の方向を直感する。このような遊びを「原初音韻論遊び」と名づける。

いくつかの例をあげてみよう。

「か」——開放的。明るい。歯切れがいい。すみきっている。均質。湿度・粘度は低い。温度は適温(時に低く時に高いこともある)。明度・純度は高い。空間的位置はやや高い。時間的には短いが、忙しくはない。

「ら」——動きや変化を内包している。内部は多重構造で少しゆとりがある。明るく軽快、くり返したくなる。空間的位置は水平よりやや高い。温度・湿度は適当。時間的には「か」よりも少し長い。

「だ」——中心があり開放的である。快感をともなう重量感があり、存在感が明瞭、信頼感がある。形は球だが中身は柔らか味があり、多重構造である。界面はやや変化があり、柔らか味があり、隔絶されていない。温度はやや高く、湿度はやや高い。空間的位置はやや下のほう。純度はやや低く均質ではないが、不快感はない。上品とはいえないが、いい意味での野蛮さ(みずみずしく荒々しい力強さ)がある。

「こ」——形は球で小さく、よくまとまっている。中心が明瞭。界面はなめらかで明瞭。求心的だが閉鎖的ではない。可愛らしく品がいい。少し硬いが不快ではなく、存在感はきわめて明瞭。時間的には短く歯切れがいい。粘度は低く、純度は最も高い。

「ろ」——形は球で「こ」よりも大きい。界面は多少の変化があり柔らか味がある。抱擁性があり多重構造で内側にいろいろなものを含んでいる。中身にゆとりがあり、動きと変化に富んでいる。

ここではこれだけで省略するが、もっともっと多くの感じを、どんどんメモしてゆくのである。

さて、日本語の成立の問題を検討するにあたって、文字の問題については、文献学的研究が可能であり、それが適切な方法である、ということには異論が少ないであろう。また、人間がことばを創造するにあたって、文字を創ることよりも、まず音を創り選んだであろう、ということにも異論はなかろう。このことばの原初的な段階、すなわち音を創りそれを選ぶ段階にこそ、ことばの生命にとって最も重要なことがひそんでいるのではなかろうか。そしてこの段階は、文献学的研究の範囲の外のことであり、これは生きている自分の中で追体験して検討する他に、残された方法はないと思うのだが。

「か」は「あたま」の、「ら」は胸の、「だ」は「腹・腰」のそれぞれの働きが最も好調なときの感じで、「か」「ら」「だ」以外のどんな音でも、「か」「ら」「だ」以上に、この感じにピタリの音は見出せない。私はこのような作業をすることによって、「か」「ら」「だ」という音が選ばれ、上から順に「からだ」という順序配列が決められていったのではないかと考えるのである。

「だから」であっても、「だらか」「らだか」「らかだ」「かだら」であっても、それは好調なからだの感じにはならない。どうしても「からだ」でなければ具合が悪い。

時間がかかり、煩雑でむずかしさはあるが、ぜひともためしに「からだ」以外のひとつひとつについて、具体的にイメージしてやってみていただきたい。それぞれに違いのある不調なときのからだの状態が実感されて、ことばにおける音とその順序配列の微妙さがわかると思う。

「こ」はすべての音の中で最もまとまりのある明瞭な音である。自分が自分であって自分以外の何ものでもない、という自意識が生まれたとき、そのような働きを呼ぶのに、まず「こ」という音を選んだことはきわめて当然である。しかもその働きが多様に変化するだけでなく、複数箇が共存する実感から、「こ」が一つではどうしても足りず、「ここ」と重ねた。さらに動き・変化を内包し、しかも全体を大きく包んでまとまりをもたせる音「ろ」を重ね、「こころ」となった。

興味をもった人は、自分の姓名のひとつひとつの音を同様に検討し、さらに音と音との順序配列によって新しく生まれる感じを検討してみていただきたい。進んでは五十音表すべての「行」「列」の性格を検討してゆく。やがてすべての音の性格が明瞭に浮かび上がってくる。「からだ」はすべて「ア列」であり、「こころ」はすべて「オ列」であることの意味を検討するのも興味深い。

自分一人での作業が一応すんだところで、他の人の感じ方と比較してみる。その共通性と食い違い方から、それぞれの人の生れ育ち、そして、環境や性格まで見事に浮き彫りにされてくる。これは恐ろしいほどおもしろい、と私は感じているのだが、どうであろうか。原初音韻論にはこの他いろいろな方法がある。また「原初意味論」と呼んでいることも興味深く、いつもあれやこれやと試みている。

いずれにしても、一般に文献学的研究(学問と呼びたがる研究の一つのあり方)にこだわり過ぎ、みずからを拘束する傾向を私は馬鹿馬鹿しいと思っている。私は「ことばとは創られたものではなく、創る力である」と考えていたある故人の見識を高く評価する。そして「ことばとは創る力である」ことを、自分自身のものとする営みとして、このような遊びをしている。私にとってこれはことばの根源をきわめるための一つの体操なのである。

「か・ら・だ」「こ・こ・ろ」

「からだ」ということばは「軀立」(からだち)の略だという。軀は「むくろ」で、身胴(むから)の転であるという。このようなことから、からだが今の日常語として、頭から爪先までの全部をまとめてさしている語である、というだけではなく、かつて「死体」を意味した時代があったということや、頭や手足を除いた「胴体」だけを意味した、ということもうなずけることである。

私はなぜか「から」ということに強い興味を感じている。「から」は、空、虚、洞、殻、穀……でもある。それは、懐かしく安らかな安息の場であると同時に、或る神秘的・呪術的な働きによって、はかり知れないあやしい何事かが起ることを予感させる「内部空間」をもつことがその本質であろう。

私は次のようにも考えてみる。

「胴(から)こそからだの原初存在であって、頭・手・足というものは、もともといつもそこにあるべきものではなく、必要な時だけ新しく胴体の奥の中身がそこに伸びて行って、必要な仕事をし、それがすんだら捨てられ消え去るか、胴の中に戻るかするものなのだ」

●「からだ」は「枯立」(かれだち)の略「かれだ」が、さらに転じて「からだ」となった、という説もある。根・幹・枝と脚・胴体・腕が、形の上でも機能の上でも対応していておもしろい。

●「から」の最も本質的なことは、その内部空間から、それにとってのすべてのものが、新しく生まれるということである。それがそれであるために最も大切なものが、そこから新しく生まれ育ちみのるということである。

植物、例えば種子植物にとって、それは「穀」であり、動物、例えば哺乳類・人類にとって、それは「子宮」である。

子宮は「子供の宮」である。宮とは「宮城・宮殿・神宮……」であり、胎児にとってこれほど安らかな環境は他に考えられない有難い場である。何と美しいことばであろうか。

男性の場合それは「丹田」である。丹は「あかい・貴重な薬・ありのまま・まごころ・誠……」であり、田は何かの種子がそこで芽を出し・育ち・花が咲き・みのる場所を示す語である。私は丹田の位置を、へそ・そへ・尻の穴の三点を結ぶ三角形の中心と考えている。（この点は子宮の中心と一致する）

心とよぶ働きも、からだのあらゆる働きも、そのすべてがこの「子宮」「丹田」から新しく生まれ出てくる、という実感をもつことができた時、はじめて自分自身で納得できるものとなる、というように感ずるのである。

●「こころ」ということばは「凝り凝り」すなわち「こりこり」の略「ここり」が、さらに転じて「こころ」となったのだという。「あつまる・まとまる」というような意味である。自意識は如何にして成立したか、ということと深いかかわりを持つのであろう。

「人間」――人と人との間

「ヒト」「人」「人類」「人間」とならべてみる。私の限りない興味をそそるのは、やはり「人間」である。体操とはからだの動きを手がかりにして、人間とは何かを探検する営みである、と考えるようになってから、人間の本質は「間」にあると思うようになった。時間的・空間的な間（ま）の問題一つを探っていくだけでも気が遠くなるほど奥深い。人と人との間（あいだ）すなわち間を関係ととらえてみると、あまりにも問題が広がって来て手に負えなくなる。私は「唯関係論」などと勝手に呼んでこのことをからだの中で探りつづけてきた。「もの」の関係およびその変化を「こと」と考えて、「唯こと論」などと呼びかえてみる。そして、「体操とは、今「もの」であるからだを、「こと」としてのからだに生まれ変えらせようとする営みである」と言ってみる。果てしなくつづくこのような作業の中で、「間」という文字のもつ意味を探りなおしてみたくなる。

　間は閒の俗字である。閉じた扉の閒から月光の見えるのは、二枚の扉の閒にすきまがあるためによる、というところから、門と月とを合わせた閒は「すきま・すき」の意を表わすという。閒の用字例を集めてみると、あまりに広く深く豊かな意味があるのに驚かされる。閒は、空（あき）・隙（すき）・中（なか）・裏（うち）・容（いれる）・頃（ころ）・省（はぶく）・閑（ひま)・遊(あそぶ)・安(やすらか)・静(しずか)・休(やすむ)・息(いこう)・寛(くつろぐ)・別(わかつ)・関(つながり)・離(はなれる)・隔(へだたり)・遠(とおざかる)・代(かわる)・送(かわるがわる)・覗(うかがう)……、であるという。

ここにあげたのはその一部である。ホイジンガーが、「ホモ・ルーデンス」で人間の本質を遊びとしてとらえた発想は、すでにこの中の「閑・遊・安・静・息・寛……」などでとらえられていたのである。人間ということばを、何時何処で誰がどのようにして創り上げたのか……、先人の深い知恵に今更ながら畏敬と感謝の念をいだかざるを得ない。

体操とはこれらの一つ一つのことばを、からだの動きの実感によって、新しくとらえなおす営みである。

からだとイメージ

私は「からだ」ということばと何十年間、共に生きてきた。私にとって「からだ」ということばは、いまや「人間」ということばとほとんど同義語として感じられている。

心とからだという二元論的な考え方はだんだん自分の中からなくなってきているように思う。今でも時として心ということばも使うし、ある概念をもっているが、それはだんだんあやふやな頼りないものになってきているようだ。存在しているのは「人間」であって、それ以外の何ものでもなく、ここに存在しているのはまるごとの人間だけである。

心もからだも人間の存在の仕方・働きのあり方をある面から仮に名づけたものにすぎない。私にはどちらかというと、「からだ」の方が、確かなものとして感じられる。そして今はまだ盛んに使っているこの「からだ」ということばも、やがて人間というひとつのことばの中にとけ去っていってしまうように予感されるのである。

素朴な意味においては、からだと心とについて、物心二元論的に感じている人が多いと思うのだがどうであろうか。

最近の脳生理学で「脳というのは、内外環境の刺激によってはじめて働くものであり、反射が起きるための信号が通過していくところ、信号の通路にすぎないということになる」という考え方がある。このことは必ずしも脳の重要性を否定するものにはならない。なぜならば、通路のあり方がどのようであるかということがきわめて重要なことであるからである。しかし、すべての働きが脳を始発点とするというからだの行動のサイクルについての考え方は、根本的に考えなおしてみなければならないことを示している。

「心とは反射機能に付随したある現象を、あるとらえ方で名づけたものである」という反射学説の考え方も、心の神秘性、尊厳性にとらわれないで、自分のからだの中の実感によって検討してみることが大切であろう。

新しい脳科学や情報理論を待つまでもなく、素朴に考えてみても次のようになるのではないだろうか。

内外環境からの情報が受容器で受けとられ神経繊維で脳に送られる。その情報は電気化学的変化としての信号であるから、明らかに物的《もの》にとらえることのできる性質のもの(物理現象)である。それが脳の細胞(物的なもの)をどのように、いくつの路を通り、いくつの細胞を伝わっていくにしても、それがどこでどのようにして「物」とは異質の「心」に突如として変わり得るのか。物的なあり方の情報の終着点の一点に、非物的な「心」の始発点をみとめることは大変無理なことのようだ。物と心を分離して考えることは、このようにかえって困難で、からだと心の問題も一体として考えることのほうがはるかに無理がないように思われる。

さて、「こころ」と呼んでいる現象の中で、意識と無意識に分けることが多いが、その関係を情報理論から探ってみよう。

「電子計算機の父といわれたノイマンの計算によれば、人間が一秒間に受けとる情報量は、一四〇〇億ビット(ビットは情報量の単位で、一区別のこと)ぐらいだといわれている。現在の大型電子計算機の記憶容量は一〇〇万ビット(この数は多くなってゆく)であるから、その十四万倍という巨大な量である。それがとにかくなんらかの形でからだの中に記録されるわけである」

一秒間に一四〇〇億ビットの情報が、いちいち意識にのぼるはずがないことは、日常の体験からきわめて明らかなことである。すると意識されるものは、受けとり記録された意識の中のきわめてわずかな小部分であることがわかる。記録されながらも意識にのぼらなかった巨大な数の情報が、われわれにとって何の影響もあたえないということは考えにくいことであろう。このことのもつ意味はきわめて興味深い。

「骨格筋(横紋筋)は随意で内臓筋(平滑筋)は不随意である」「無条件反射は無意識で条件反射は意識的である」「反射は無意識で、これに対して随意運動がある」というようなことは、誰でもどこかで聞かされたり読まされていることがらであろう。

ほんとうにこんな考え方でいいものなのであろうか。

私は自分のからだの動きで検討してみて、何といいかげんな便宜的・形式的な考え方であろうかと腹立たしくなる。「意識」「意志」とは何かの追求が不充分であること、あまりにもはっきり別物としてまとめたがること、ここに無理があるように思う。

私にとって、意識によってひとつひとつの筋肉を働かせるという感覚は、いまだにはっきりつかめていない。しかし、それでは駄目だ、とは思っていない。ひとつひとつの筋肉を意識的に動かせることが、人間にとって大切なことだと思っていないからである。その動きにとって適切なイメージによって動くのである。ひとつひとつの筋肉を動かそうとするのではなく、からだの中身の関係において動くのである。今までの分析的な生理・解剖・心理などの知識で動くのではなく、豊かな新鮮な明確なイメージによって動くのである。これは、あくまでも実際に動いてみての実感からなのである。この実感のなかから、生きている人間の動きにとって、次のようなことを主張したくなるのである。

抽象概念としての意識は現実には存在しない。イメージと呼んでいるものこそ、意識の実体ではないのか。

人間はもともと、意識によってひとつひとつの筋肉を動かせるようにはできていない。イメージによるしか動きようのないのが人間ではないのか。

動きにおける諸要素は分析すれば分析できるとしても、実際にはきわめてわずかの意識されている動きと、それにともなった数多くの総合である。もし、すべての要素としての動きを意識し、意識によって指令しなければならないのだとすればどういうことになるであろうか。あまりにも煩雑で収拾がつかなくなるだけでなく、疲労困憊して生きていることが不可能になってしまうであろう。意識と呼ぶ働きは、そのように粗雑に使うべきものではないはずだと思うのである。

動きのイメージは、このような分析的なものではなく、動的で、ある方向感をもつ流れであり、総合的な直感によって創造された生きものであるから、ことばにしてみると「○○のような感じ」としかいいようのないことが多い。そして、「○○のような感じ」とことばにしてみた時、「○○」ということばの既成観念にとらわれて固着し、止まってしまったとき、もうそれは自分の内側に感じているものとは別物となってしまい、イメージとは呼べない命のない空疎なものとなってしまうのである。私におけるイメージを定義してみると次のようなことになる。

「イメージとは内的で流動的な現象であって、ある対象について、意識にのぼったものとしてとらえられたものだけでなく、半意識・無意識のものとして感じとられている多くのもの、漠然とした感じにさえならないもっともっと多くの何か、そのすべてを含み、それらの全体から生まれてくる象徴的・模型的(模式的)そして未来像的な全体像をいう」

イメージにとっては、今ことばにすることのできたものだけでなく、その背後の根源にひそんでいるもの、周辺に含まれているもの、これから後で生まれてくるもの……そのような「今はことばにならない非常に多くの何か」が大切なのである。このようなことから、次のことばが浮かび上がってくる。

意識の存在を忘れよ。そのとき意識は最高の働きをするであろう。筋肉の存在を忘れよ。そのとき筋肉は最高の働きをするであろう。脳細胞一四〇億のすべてを休ませよ。そのとき脳は最高の働きをするであろう。

動きは意識の指令によって起こるのではなく、イメージによって生まれるものである。

したがって、意識的にやるとうまくいかない、ということは当然のことで「人間はもともと意識で思うように制御(コントロール)できるようには出来ていないのだ」ということであり、「どのような状態を準備すれば、好ましい適切な自動制御能力が発揮されるか」というところに、問題の鍵がひそんでいるのである。

「筋肉は理論的思考によって運動の方向性をあたえることはできるが、内臓はそれほどはっきりと言語系の支配を受けない。心臓を早くする、というような言語系では、簡単に心臓は影響を受けないが、心臓が早くなったときの恐怖感・不安感を想起すれば、心臓を早くすることはむずかしくはない」というが、この恐怖・不安感の想起ということを、常識的には心の問題として考える。しかし恐怖・不安感の実体はそのような観念的なものではなく、からだの中身の変化の事実であり感覚であって、一過性のアンバランス、すなわち急激に生じた差異、恒常性(ホメオスタシス)の一過性破綻である。具体的にはからだの中に、不規則不明確なある種の低密度・低圧の空隙が生じ、その周辺が高密度・高圧となることによる感覚であることが多い。したがって、はげしい差異を新しく内包したその状態は、アンバランスを回復しようとするエネルギーが生じ、新しい変化(運動)を起こそうとするはげしい傾斜をもっている。そんな実感なのである。そのような感覚が明瞭にとらえられるようになっていれば、簡単にコントロールできるのである。そのためにはつねに具体的なからだの中身の変化の実感を検討することによって、それを鋭敏に発達させておくことが大切だということになる。

随意筋と呼ばれる筋肉が主として働く普通の運動においても、筋肉に力を入れるという意識的努力よりも、ある部分の内圧が超高圧、ある部分の内圧が真空というような感じで、はげしいスピードのある動きを生み出したり、温度差や高度差など、解剖・生理学と矛盾するような感覚を中心とするものであっても、自分が納得できる実感がともなっているイメージによるほうが、きわめて有効であることが多い。意識的な緊張努力によって、何かが成功することがある。これは意識の世界でのことであるために、鮮明に記憶される。このようなことが集積されて、すべての「こと」が意識的努力によって行なわれ、意識的努力をすればするほどそれがよくできるのだと錯覚されることが多いのである。

感覚と感受性

感覚を味わう

感覚・感情（感情・情緒・情熱）は従来も常識的・一般的な意味においても比較的からだの動きの問題として考えやすいことがらである。その中でとくに異論の少ない感覚にしぼって検討してみよう。

「感覚とは自覚的に意識にのぼる反応であって、感覚に関するすべてのことばは、すでに一応区別（識別）することのできたものである」と考えてよいだろう。

感覚の中でいわゆる五感とよばれるもの（視・聴・嗅・味・触）はともかく、第六感と呼ばれているものの正体をきわめることは簡単なことではない。第六感ということばで五感以外のものをまとめてしまうこと自体、逃避的姿勢ではなかろうか。第六感を、なんとなくテレパシーやインスピレーションをふくむ神秘的なものと決めてしまって、その内容を具体的につかもうとしないのはいいとは思えない。第六・第七・第八……感というように貪欲に追求すべきではないだろうか。

ここに生理学的には常識と思われる感覚の分類をあげてその内容を直感してみたい。

一、受容器のその受容する刺激(情報)のあり場所による分類

1　外界受容器　遠隔受容器——網膜(視)・コルチ器官(聴)・嗅上皮(嗅)
　　　　　　　接触受容器——味蕾(味)・皮膚および粘膜(触・圧・温・冷・痛)

2　内界受容器　自己受容器——筋・腱・関節・迷路(内耳)
　　　　　　　内臓受容器——内臓

二、実用的立場からの感覚の分類

1　特殊感覚
　視覚・聴覚・味覚・嗅覚・迷路感覚(平衡感覚の中心となる)

2　体性感覚
　①　表面感覚(皮膚・粘膜)
　②　深部感覚(筋・腱・関節による感覚——固有感覚)

3　内臓感覚
　①　臓器感覚　一般感覚・有機感覚……内臓感覚の中の内臓痛覚を除いたもの、空腹感、渇き、むかつき、おしっこ出たい感じ、性的快感など

②　内臓痛覚

日常生活の中でよく使われている「運動感覚」「平衡感覚」などは複合感覚である。一般的ではないが「力覚」という複合感覚も使われることがある。「運動神経」とよばれているものは生理学的な意味のものではなく、総合能力としてのことばである。「○○感覚」ということばで、それぞれの分野で使われているものは数えきれない。

ところが、生理学や心理学の一般教養や教科書などにおいて、この表の中の体性感覚の深部感覚や、内界感覚、特に臓器感覚について、深く突込んで書かれたものはほとんどない。これらがいずれも内界受容器であることに気がつくと思う。それはいったい何故なのだろうか。

日常生活に最も関係が深いと思われる「重さの感覚」についての記述も見当らない。人間は、外界のものの重さや自分自身の重さはどのようにして感覚しているのであろうか。これも体性感覚を中心とする複合感覚で、外界受容的に考えられるが、本質的には内界受容であるのだが。これはいったい何故なのであろうか。

人間にとって最も重要な、全体統合的・結論的感覚(感情)であると同時に、すべての感覚の底に流れているものは「快・不快」であると思う。あまりにも常識的に感じられること、総合的で複雑な構造をもつために、分析的な研究が困難なためか、突込んだ研究成果に接したことがない。この快・不快感に深い直接関係を持っているのが体性感覚や内臓感覚なのである。重さの感覚もこれに交錯しているものといえる。

私が体操と呼んでいる営みでは、自分なりの方法でこの「何とも取り扱いにくい問題」にとり組んでいるのである。

一般に五感と呼んでいる基礎感覚の「視・聴・嗅・味・触」は、主として外界の情報を受け容れるものである。そのために感覚とは自分の「外界に向かっているもの」という強い先入観ができている。私は感覚の本質とするものは、むしろ自分の内側に向かうもの、すなわち内界の情報を受容することにあると思う。自分自身とは、皮膚をふくめてその内側の中身だからである。中身の状態を知ることが先ずあって、はじめて、自分が生きるために必要な好ましい対象を外界に見つけて、それに接近し、それを取り入れ、生きるために好ましくない対象を外界に発見して、それから遠ざかる生の営みが行なわれる。

生きものが最低限生きるためには、自分の生きることを否定するもの(障害・抵抗)から遠ざかることがより大切なことであったのであろう。その必要性から外界受容に関するものがより早く進化分化し、内界受容に関するものは遅れてしまった。そして自分にとって好ましいものに対する感度は、低くとも間に合うために発達が遅れてしまったということであろう。間に合うものは大切なものであっても、すべて遅れるようである。いま遅れているからといってそれが今後も大切でないとはいえない。

不快感を伴う感覚は一般に集中性・局在性があり、明確・強烈なものが多いし、快感を伴うものはその実感が漠然としていたり、拡散的で曖昧であり、局在感が不明確であることが多い。

したがって、嫌な好ましくないことばは思い出しやすいが、美しく好ましいことばは思い出しにくいということにもなる。このような理由で、力を抜く感覚・からだの中身を抜く感覚をはっきりとらえることは、力を入れる緊張の感覚よりも、もともと難しいのである。

しかし、これからの人類の方向として、快感の内容が多彩豊富なものとなり、その感度を高め、鋭敏・繊細・鮮明でたくましいものとなることが望ましい。

自己の存在感を確認する方法として、無意識の中に苦痛・不快・緊張努力感をとる傾向が多いことは、前項の理由からうなずけるであろう。この傾向は日常生活においても、いわゆる「熱演型」に傾く恐れがある。もともと、意識というものが「意識は行動の阻止において、生活の妨害において発生するものである」という考え方からもうなずけることであるから、きわめて自然の傾向とはいえるであろうが。もし、「快・楽」の感覚が高度に発達するならば、これによって自己の存在感・生きがいを確認し、これを基礎とする行動・表現が生まれる可能性は充分にある。それは現在でもすでに見えているといって間違いはない。

私は「生きがいとは時々刻々絶えず自己の内外から情報を得て、時々刻々絶えず自己を再構成・再創造し、その構成・創造の営みによって、自己の存在を再確認し納得することである。つねにいま新しく何かが生まれてくるという、何か貴重なものが生まれてくる、何かいま貴重な体験をしつつある、今という時間が自分にとって貴重なものであるという実感によって満たされている生き方をいう」と考えている。前にも記したように、感覚に関するすべてのことばは、すでに一応区別(識別)することのできたものである。ところが、快・不快の感覚の重要な基礎感覚である内界受容の諸感覚は、ことばにできるようにはっきり識別される内容がまだ多くはない。したがって、記載されているものが少ないのである。しかしそれだからといって、内容そのものが少ないということではない。今はことばにならないが、やがてこれからの人類がことばにできるであろうもの、それは無限に存在していると予感できるのである。

今われわれにできることは、今はことばにすることの出来ない或る感覚能力の存在を信じて、今まで人類の誰もが一度も味わったことのない無限豊富に存在するであろう感覚を、適切と思われる方法を工夫して、発見し、育てあげる試みをすることである。

今、一回限りの人生を生きている自分にとって一番大切なことについて、他の人の研究を待っているわけにはいかない。たとえ他人の研究が進んでどんなにくわしく説明してもらったとしても、「感覚とはもともと自分で体験し味わう他には判りようのないものであり、動物実験や他人の平均値ではどうにもならないもの、どうしても自分自身のからだで実験する他はないものである」

感受性を育てる

外からの情報を受けとる時、その人の受けとる能力によって情報は必然的に選択(濾過・増幅・減衰・変形)される。

そっくりそのまま全部その人に受けとられて、その人の中に入ることはあり得ない。その意味では人間の認識はすべて抽象的認識だといわなければならない。

ついで、何かが外からその人の中に入ったとするならば、その人の中で、新しく何事か変化が起こる。その変化は連続的に次々にさまざまな変化を起こして行く。ただ、そのように新しく起こった変化をその人自身がどれだけ感じとることができるか、また、かすかな変化をもとにして、もともとその人の内側にあったものと新しい関係を創り出して、どのように次の新しい変化を生み出すことができるか、というような能力には非常に個人差があるように思う。このことはその人自身の内からの情報を感じとる能力、からだの中身の変化を感覚する能力と根源を同じくするように思われる。このような能力を感受性とよぶが、感受性を育てる具体的方法論としては、内からの情報の感受性を高めること、すなわち、からだの中身の変化に対する感覚を発達させることが先決のように思われる。内界受容の感度を高めるための具体的な営みを、今すぐ始めるより他には解決の方法はない。そして、それをやるのが体操でなければならない。

第六章　いろいろな問題

いろいろな問題としてここにあげたものは、私のノートからの抜き書きである。長いあいだに書いておいたものなので、その考え方もその時によって違っている。統一がなく矛盾のある所が多い。矛盾をふくんでいるがゆえに、それがエネルギーとなって、いつも私の中に新しい問いかけが起こり、その検討選択が行なわれるのである。およそ人間ほど個の内側に矛盾をふくんだまま生きることのできる動物はないような気がする。矛盾をふくむことこそ人間の特徴であり特権であるとさえ言いたいのである。もし、内側に矛盾をふくまずに行動する人間があるとすれば、それは異常な人間であり、危険な存在だと思う。問題はこのような矛盾の中から、新しく何を生み出すかということであろう。私は、今の自分の内側にある矛盾を一方的強制的に押し殺すことをしないで、勝手気ままに振る舞わせることによって、内側に高圧状態が生まれることを楽しみたいのである。

「あがる」という現象について

(1)さあやろうとする時に興奮(胸がどきどき・顔がほてる・武者ぶるい・催尿等)することは、これからの活動をしやすい状態にするための、きわめて好ましい生体の反応である。エンジンがかかって次の活動へのエネルギーが準備されるのである。したがって、これはその瞬間だけでいえば一種のアンバランスの状態であるが、活動が始まれば落ち着く性質のものである。

(2)「あがってはいけない、あがると駄目だ」という先入観があまりにも強すぎる所に、この興奮がやってくる。もともと無意識の働きとして自律的に起るこの反応は、意識によって支配制御することはきわめてむずかしいものであり、またそうする必要のないものである。それなのにこれを意識によって抑制しようとする。ところが、思うようにいかない。そこであわてふためき「混乱」という新しい状態にみずからを引き込んでしまう。いったん混乱に落ち込むと収拾がつかなくなることが多い。これが否定すべき意味におけるあがるという状態である。

(3)これに対する具体的方法は多面多様であるが、つねにいろいろ試みることによって、自分に適する方法をつかんでおくことが大切である。いずれにしても活動に必要な好ましい興奮と、無統制の混乱とは別のものであるのに、このふたつを混同してしまうことと、すべてを意識で制御できると思い上がっているところに間違いがある。

(4)緊張しすぎることについての「お話」

何十億年の昔、地球上に生命が誕生した。現在化石にきざまれて、その生存の証拠を残している動物の最も古いものでも約五億年前そこそこの新しい時代になってからのものである。それまでの長い地質年代の動物は、まだからだが軟らかかったので、化石になることさえできなかった。そのような化石史以前の動物のお話である。

一匹の動物は、その個体も環境もすべて水を主にした液体的なものだったので、その個体の界面がはっきりしないで、自分と自分でない部分とが漠然としていた。いま生きていたと思っていると次の瞬間には死んでいる、いま無生物だと思っていると次の瞬間には生きものとなっている、いま死んだ動物の一部が次の瞬間には他の部分と一つのまとまりになって新しい生きものになっている、生きているのか死んでいるのか、目覚めているのか眠っているのか、その差異が漠然としていた。地球上の生きものは液体が基本なので、その形の基本も球形であった。みずからの運動性を得るために少し変わってきたにしても……。動物としての効率はきわめて低く、その運動は環境との相対速度がまるでゆっくりしたものであった。

したがって、彼は動物として移動するとか、摂餌しようとするときは、全神経をふるいおこし、全身の力をふりしぼって緊張し、自分自身を個体としてまとめあげて、そのことに当らなければならなかった。

この化石にもなり得なかった頃の動物が、何事をなすに当っても極度の緊張を必要としたその傾向が、現在の人間のひとつひとつの細胞の中に潜在的に残されているのであろうか。

現在の人類は高度に進化し、その動物としての効率は高度化しているにもかかわらず、いまだに何事かをなそうとするとき、物的・エネルギー的に緊張することによって解決しようとする。それが情報的価値を主にする動きであってもそうである。それではいけないとわかっていてもなおかつそうなってしまうのである。無意識層の潜在エネルギーの無気味な執拗さ……。さて、新しい反射系はどのようにして創りあげたらよいのだろうか。

解放（力を抜く・緊張を解く・くつろぐ・ゆるめる・ほぐす・緩和・リラックス）

(1)からだを解放するということは、人間のすべての働きにとって、絶対に必要な前提条件である。無意識的な働きはもちろん、感覚や感情の働きも、意識的な行為も、肉体の動きの柔らかさ・力強さ・素早さ・正確さ・繊細さ、なめらかな流れる動き・ピシッときめる動きなどのあらゆる性質の動きも、解放された肉体から生まれ出るものである。

(2)解放されたからだとは、力を抜く、リラックスするというような意識さえなくて、からだの中に束縛や圧迫や抵抗(栓・ふた・こだわり・ひっかかり・かたまり・異物的なもの・目をつむっている部分・窒息しそうな部分・いのちのない部分)がなく、全身の細胞のひとつひとつが、あたかも五感をそなえた小さな自分であって、目ざめ、自由に呼吸し、感じ、考え、お互いが凝固せずに自由なつながりと交流をもっている、通じのいい、といった感じの状態である。あらゆる部分が指先であり、あらゆる部分が目であり、あらゆる部分が耳であり……、というような状態。

(3)あらゆる部分の重さは、骨に任せ地球に任せきって、わずかの必要な筋肉の他はなるべく休んで、その上、次の仕事のために静かに待機しているといった状態。

(4)凝固と空虚は死の世界である。流動と静止・変化と統一・解放と集中・激烈と冷徹・自由奔放と規律秩序、そのような一見対立するようなものが、融合統一される状態が好ましい創造的生の世界である。この生の世界は解放の中にある。

(5)部分的に解放する運動は、バランスがとれていなければ行なうことができない。したがって解放練習のすべてはバランス練習でもある。

(6)「抜く」ということばは、もともと、ふさいでいるものを細長いもので突き破って向う側に出す、あるいは、ふさいでいるものの中から細長いものを手前に引き出す、というのが本義である。すなわちそのようなことによって、ひとつの混沌とした塊に、新しく穴・管が生まれ、さらに出された細長いものも生まれるわけである。穴・管・細長いものという様々な可能性をもったものを「創造」することなのである。「刀を抜く」は刀が現われること、「抜群」は群からはっきり現われることで、「選抜・抜きんでる」などの語とともに、抜くの本質をよく示している。「力を抜く」ということも、余分な力を「なくす」ことによって、新しい必要な力(ものやこと)を創造する積極的概念である。

からだの重さ

(1) 地球上でのからだの動きの原動力は、からだの重さが筋肉の収縮力よりも、より基礎的で重要なものである。重さは意識しようがしまいが、望もうが望むまいが、たえず地球の中心の方向へ働きつづけている。重さがあってはじめて動きが成り立つのである。

(2) 筋肉の収縮の絶対力が大きいほど可能性の広いことは論ずるまでもない。しかし、筋肉の役割は動きのきっかけをつくることと、動きが始まってからの微調整をすることであって、主動力ではないと考えた方がよいことが多い。量的に筋肉が主動力のように見える場合もあるが、筋力＋重力ではなくて「重力＋筋力」が基本である。

　このことは筋肉の役割を軽視するものではない。筋力を主動力として使わないことによって、人間の動きにとって重要なきっかけや微調整のために専念できるからである。

(3)動きにおいてからだの重さを繊細・微妙・正確に感ずることができなかったり、動きにとって重荷として感じられたりする間は、よい動きはできない。一般に自分自身の動きを重いと感ずる動きは、それが自分の外に働きかける力としては意外に弱く、自分自身の動きを軽く感ずる動きは、それが外に働きかける力としては強いことが多い。

(4)「自分のからだの重さを感ずる感覚受容器」は、筋紡錘・腱紡錘その他未知のものをふくめて数多くのものの綜合と考えられるが、重さの感覚は筋肉の緊張感・抵抗感がその中心となる。動き方によって何十キロのからだをほとんど全然抵抗として感じないで動くことが可能である。このような動きの感じを合理的な動きの基礎感覚とすべきだと考えている。

(5)重さの方向(地球の中心)を正しく感ずることは空間感覚の基礎であり、動きの時間的経過の中での重さの変化を感ずる能力は時間感覚の基礎である。動きのリズムは、重さとそのはずみに対する感覚を中心にとらえるべきものである。

(6)筋肉の力が強いから身が軽いと考えることも間違いではないが、筋肉をほとんど使う必要がないように動いたときにはさらに身軽に感ずるといえる。事実として多くの筋肉が高度に緊張しなければならないような動きでも、調和的合理的に働いたときには、圧迫感・拘束感としてではなく、ひとつの充実感とその後の解放感として感じられる。

(7)はずみ(弾み・反動・惰性)はリズムやタイミングの問題として考えられることである。重さから生まれる力に対し、さらに筋肉によってタイミングよく加力・加速されて生まれるはずみは、静的に一回的に働いた場合の筋力などでは到底考えられないほど強大なエネルギーを生み出すことができる。

はずみは動的な力の創造の原理ともいえる。

力強さについて

(1)筋肉の絶対収縮力の量的に大きいことが前提として大切な条件である。

(2)事実として大きな筋力を必要とする動きだからといって、意識的に力を入れる努力をしてやることがよいとはいえない。まして力いっぱい全身を硬直させて頑張るのは、無意識・習慣的に心理的な満足感を追っているのにすぎないことが多い。りきんでやると不必要なマイナスに働く筋肉まで緊張してしまって、自縄自縛となることが多い。したがって、こんな場合にこそ解放された透明平静の中で行なうことが大切である。緊張感・努力感と有効な力の量とはなかなか一致しないし、全筋肉の収縮力の総和がそのまま有効な仕事としてあらわれてくれないのが普通である。この点、充分に反省してみる必要がある。

(3)「満身に力をこめる」ということは充分に吟味しなければならない。腕立伏せ、腕屈伸の例で示した原理をおしひろげると、原則的には次のようにいうことができる。

「最大量の筋力を発揮するためには、それぞれの瞬間に、少なくとも全身の筋肉の半分は休んでいなければならない」また、「働いている筋肉の総数が休んでいる筋肉より多い時には、最大筋力を発揮することができない」実際には遠回りのようであるけれども、大きな筋力が生みだされるのに最適な状態とはどんな状態かを、実感としてとらえることが先決である。したがって、そのような実感をとらえるのに都合のいい運動を工夫して、くり返し練習することが大切である。

(4)スポーツでは力の絶対量が大きければ大きいほどよいという考えに基づいて競うものが多い。人間の仕事一般においては、力は絶対量の大きいことだけが大切なのではなく、どんな条件の動きに対しても、それに必要な性質と必要な量だけの力が、必要な時だけ、必要な所だけ働いてくれることに意味がある。したがって、効率の問題、コントロールやタイミングやバランスのことを抜きにして力を考えることはできない。

(5)ある動きに必要な力はその動きの起こるより前の時間に、また、動く部分より、足場(地球)により近い部分であたえられることが大切である。動きが始まってから力を入れたり、動きつつある部分や、それよりさらに先端の部分に力を入れては絶対によい動きは生まれない。

(例)ピアノなどで指を拡げることでも、鍵盤に直接ふれる指先に力を入れて、意識して開こうとすると、たとえ開いたとしても指の自由性が失われる。掌の部分や手首前腕の部分をほぐして、そこを拡げる気持で練習する方が好ましい。

(6)今の瞬間において、次々に今となるべき次の瞬間の動きに必要な力を、肉体の中で精密にしかも瞬間に計算しつくし、その計算どおりの力を次々に生みだしあたえ伝えていく能力が、力の本質的なものと考えられる。これはそのように次々に意識してやるということではなく、ある意識を手がかりとして、そのように働いてしまうというようなからだの状態になってしまうことのできる能力である。(筋肉収縮の回路)

(7)むちの原理とハンマーの原理の矛盾のない融合が大切である。

動きの大部分の経過をむちの原理で動き、最後の瞬間だけをハンマーの原理の動きに切り換える、といった動きを要求されることが生活の中には非常に多い。(スナップその他)

(8)筋肉の異常肥大は、動きの自由さの感じや、明晰な頭脳、高度の教養、感情の繊細さなどの感じを伝えることをさまたげることがある。舞台人の場合には無視できないことである。

(9)舞台の上での大きな力があるという印象（力感）は、絶対力よりもむしろ巧みさを基礎とする特別な技術によってつくられることが多い。

(10)生身のからだを凝固させることもまた大切な技術である。

リラックスを強調することや、力みすぎることを否定することは、そのとき要求される最適な緊張のためのものなのである。呼吸や、目ばたきなど、すべての動きを停止させることや、ある部分をある程度にかためることを要求される動きはきわめて多い。

速さについて

(1)筋肉が高速度で収縮することのできる能力がその前提である。

(2)高速度を要求される時こそゆるめることの大切さを痛感しなければならない。

ある筋肉をすばやく収縮させることができたとしても、その拮抗筋がすばやくゆるまなかったら、すばやい動きは生まれるはずがない。またある筋肉がすばやい収縮によってある動きをしたとしても、次の瞬間にすばやくゆるむことができなければ、新しい次から次への動きは不可能となる。

(3)頑張って速く動こうとするよりも、すみきった、とぎすまされた感じの中で求めることが大切である。動きが始まってから速く動こうと努力しても、うまくいかないことが多い。速く動けるのが当然であるような状態がどんなものかを正確につかんで、からだをその状態に投げ込んで(ひたして)動くことが大切である(弦や時計の振子の調整と同理)。極端にゆっくりした動きも、ブレーキをかけてそうするのではなく……。

(4)速い動きを求めるには、筋肉の量的緊張の努力感によらないで、速い動きのもつ独得の感じを、直接つかもうとする求め方が大切である。また連続する速い動きは、分析的にひとつひとつをとらえるよりも、あるまとまりとしてのとらえ方、流れとしてのとらえ方、呼吸としてのとらえ方がより実際的である。

(5)限られたエネルギーで最大量の力を発揮したり、高速度を求めるには、最も抵抗(ロス)の少ない経路(道・コース)をたどらなければならない。「むち」の構造と機能の原理を生かさなければならない。

ひとつの筋肉の収縮速度はたかが知れている。つぎつぎに伝わっていくうちに高速度が生まれてくるような、つながりの構造を内的に創りだすことが大切である。

(6)長軸(主軸)が力の方向、動きの方向と一致するように動いてゆかないと抵抗が多くなったり、エネルギーが逃げたりしてしまう。

したがって、そのように動かないと有効な最大量の力や高速度が発揮できない。主軸のあり方の重要さはどんなに大切にしてもしすぎるということはない。

(7) からだの動きの伝わり方、流れ方の、抵抗の少ない経路は、明瞭確実であると共に、スイッチの切換えによって跡をのこさず消え去ることと、自由にどのようにでも無数の種類のつながり方が新しくできなければならない。(脳の細胞、電子頭脳の素子の回路)

(8) 新しい脳生理学で発見されつつある原理は、全身の大きな筋肉の動きにも適用されると思う。

(9) スピードは力である。力はスピードの形で蓄えられる。

(10) 一般に速さは「距離／時間」として考えられているが、「状態の変化／時間」としてとらえなければならない。

平衡(バランス・調和・安定)と制御(コントロール・調整)

(1) 平衡(バランス)の概念は、従来のいわゆる平均運動といった程度のものとしてとらえるべきではない。これは人間が生きてゆくうえで最も重要な概念である。最近の原子物理、電子工学、サイバネティックスなどにおける重要な概念、「制御」(コントロール)の問題も、バランスを前提として初めて考えられることである。

(2) バランスがとれていなければ、解放は成り立たない。身体の中に突っかい棒や引張り綱や接着剤の役目をするための筋肉の緊張が必要になるからである。

(3) バランスがとれていなければ力が入らない。力の流れが分裂して、それてしまうからである(足場に関連)。どんなに筋力が強くても力が仕事としてあらわれにくい。

(4) バランス、コントロールの本質は、バランスをくずさないことであり、コントロールの必要を生じさせないことである。しかし、実際には厳密にいって微小な範囲ではつねに平衡はくずれている。

したがって、バランスの問題は、コントロールの問題抜きに考えることができない。目にみえるくずれがあらわれる前に、精細な調整(コントロール)が行なわれることによってよいバランスが生みだされる。いったん大きくゆれ始めたら収拾がつかなくなる。ゆれが大きくならないうちに微調整するためには鋭敏にそれを感ずる能力が必要である。

この微調整は多くの場合、無意識のうちに行なわれるようにならなければならない。実際にはバランスのくずれを意識してから、それを修正しようとして力を加えると失敗することが多い。(修正過剰・ハンティング・乱調)

つねにバランスのとれた感じのまん中にいることを大切にし、それをたえず探っている(味わっている)ようにすると、バランスのとれている感じが明瞭になり、それに対して信頼性が実感されるようになり、無意識のうちで調整されてくるものである。(自動制

御・反射神経・フィードバック)

(5) 建築物や植物のようなものの安定は、ガッチリと地球に食い込んで固めることによって得られる性質のものもふくまれる。生きている人間の安定をこれと同じに考えることはできない。たとえ静止していると思われるような場合でも、つねに動きの可能性がなければならない。したがって、からだの中身は凝固することなく、からだの内からの動機や外からの刺激に対して、いつでも適応できる態勢がなければならない。まして、動きの中における平衡安定の問題は、たんに静的剛体力学で考える程度の簡単な条件で片づけてしまうわけにはいかない。

(6) バランスのとれている状態には調和感があり、楽で快いものである。

バランスがくずれると違和感、不安感を感じ、緊張や努力の必要感が起こる。したがって、そのような感覚の感度を高めることが大切だということになる。

感覚というのは、必ずしも自覚されるものだけをさすのではなく、多くの場合、反射の概念(新しい反射理論)としてとらえられるべきものである。

(7) いい姿勢という外側から固定化された型としての概念は原則として捨て去らなければならない。動きが無数にあるとすれば、いい姿勢も無数にあるということになる。

(8) ある動きの、ある瞬間はこうでなければならないというきびしい型のあることは論ずるまでもない。このような型から正しい望ましい動きに到達しようとする修業体系は、古典芸能において多くとられている。内面的なものを重視し、固定化、形骸化されなければ、これは正しいひとつの重要な方法である。

(9) もともと「よい姿勢」とは「ある働きが最高に発動できる身構え(からだの状態)」ということである。「直立の姿勢」は、まっすぐに立つことが、ある働きにとって最高であるとき、よい姿勢となり、まっすぐではやりにくい仕事にとっては悪い姿勢となる。

「正座」はくずして坐ればば正座ではなく、正しく坐ったときにはじめて正座となる。正座でなければやりにくい仕事や正座したとき最高によくできる仕事にとって、はじめてよい姿勢となる。

人間の無数の働きの中には、正座することによってはじめて最高に働くことのできるものがきわめて多い。この意味において「正座は人類の創造した基本姿勢の中で、最高傑作の一つである」といえる。

脚が束縛される・しびれが切れて苦しい・脚が醜く曲がる・坐りだこができる・活動的でない……このような考え方は、正しく坐るとはどんな坐り方なのか・正しく坐ればしびれは切れない・脚が曲がる原因は何か・活動的とは何か……がわかっていないところからくる誤りであるのだが……。坐りだこができることが致命的と感ずる人にとっては、正座をさける他はないであろう。大変貴重なものを失うことになるのだが……。

(10) 抵抗を感ずることの中に自己を投げこむことによって、自意識が生まれ、自己を発見し、確認する。なるべく抵抗のない調和の状態を求めることによって自己を創造する。このふたつは矛盾することがらではない。抵抗をさけて用意された調和の中に逃げ込むのではなく、抵抗や矛盾の中からつねに新しい調和をみずから創造していくのである。調和とはつねに流動と変化を内包する動的概念である。新鮮な断面が現われなくなった固定したものは、すでに調和とはいえない。

タイミングについて

(1) タイミングがよくなければ力は活きない。タイミングということを抜きにしては力を考えることができない。(自分と外側との関係、自分の内側での関係)

(2) 動きは時間の中の出来事である。刻々に空間的相対関係が移り変わるのが動きの本質である。同じ量の力が同じ場所に同じ方向に働くとしても、働きかけるときの相違によって、あらわれる効果・仕事は全然別のものとなってしまうことが多い。(野球のバッティング・ボクシングのパンチ・器械体操・長縄跳)

(3) 力を集中するということは、身体各部の力を同時に出すことではなくて、その動きに最適の順序にしたがって出してゆくことである。短時間(瞬間)の間に順序よく力を出して行くところにむずかしさがある。

(4)ある一瞬に働くべき筋肉の数が少なすぎることによる誤りはきわめて稀で、誤りの多くは、ある一瞬に働いてしまう筋肉の数が多過ぎることによって起こる。

ある筋肉が緊張しつづけることができないことによる誤りはきわめて稀で、誤りの多くは、ある一瞬だけ緊張するのがよい場合にも、いつまでも緊張が解けないことによって起こる。

(5)身体の中でお互いに働きあって生まれた力が、次々と流れて集まり、その流れが働きかけるべき末端の部分に来たときと、働きかけるべき時間とが、ピッタリ一致した場合にだけ最大の仕事が可能になる。この場合の力は、そのために働いた筋肉の収縮力の算術的総和をはるかに越えることができる。

(6)スナップと呼ばれる働きは、からだの多くの部分がお互いに働き合い、地球に働きかけて生まれたエネルギーが、つぎつぎと新しく加えられながら、なめらかに伝えられ、徐々に強大なエネルギーとなり、その流れが直接働きかけるべき末端の部分で、噴出するように働く動きである。けっしてその末端の部分だけの力で起こるものではない。この場合、基の部分は、いかに安定した足場をもつか、いかに強大なエネルギーが出せるかということ、途中の部分は、さらに新しいエネルギーを加えながら、いかに調整制御するか、いかになめらかにそれを通して先端に伝えるかということ、末端の直接働きかける部分は、伝えられてきたエネルギーを、繊細微妙しかも、明快強力に噴出させ、いかに対象に働きかけて仕事を完成させるかということが、それぞれ要求される。

筋肉の緊張

すべての筋肉(骨格筋・内臓筋)を同時に緊張させることは絶対に不可能である。もしできたとすれば、その時は死である(例―破傷風)。すべての動きが不可能となり、生きる働きが停止するからである。

すべての筋肉を同時に解緊(リラックス)させることは絶対に不可能である。もしできたとすれば、その時は死である。すべての動きが不可能となり、生きる働きが停止するからである。

人間にとって、すべての筋肉を、随意に同時に緊張させることも休ませることもできないということは、むしろ生きるための能力というべきであろう。

生きている人間の動きは、筋肉についていうならば「何時、どの筋肉が、どの程度に――働いているか、休んでいるか」の順序・配列・組み合せによって決定され、しかもそれがいちいち意識されないところに、高効率化の可能性と同時に、困難さも混在するのである。

無意識の微小運動について

最新の生理学の研究によれば、人間やネコの目では眼球や首の動きを完全に停止させると、物が見えなくなることが判明している。われわれの眼球は無意識に微小運動をしているのだが、それを特殊な仕掛けを使って止めると、像は消えうせて明るさだけしかわからなくなってしまうのである。さらに、皿とかコップなどの丸味の感覚も、首やからだの動きが大いにあずかっていることも明らかとなってきた。また、人間や動物の目は、カメラが静止体の方を正確にとらえるのとちがって、運動体の方がより認識しやすいという性能をもっている。これらのことは、開眼手術後の視覚的認識能力の訓練法や、特殊記憶術における想起に、そろばんにおける暗算に、何らかのからだの動きが決定的な役割をもっていることなどを、あわせ考えて、一見その仕事に直接関係をもたないと思われるような無意識の動き、きわめて精密な観測でなければ認められないような無意識の微小運動の重要さに、改めて着眼しなければならないことを示している。ことによると、この微小運動の方が生きものの動きの本質的・根源的なものであって、大きな運動は微小運動の集積されたものであるか、あるいは微小運動の行なわれる場所を変えるための位置移動という単純な役割を持つだけのもの、と考えるべきなのかも知れない。

至上・偏重・絶対主義の誤り

次の各項を具体的に徹底的に追究しなければならない。

(1) 「理性・意識(意志)」至上主義の誤り。
(2) 「共通・普遍」至上主義の誤り。
(3) 「論理・科学・学問」絶対主義の誤り。
(4) 「分析・計測・数値・統計」偏重主義の誤り。
(5) 「絶対値・最大値・平均値」偏重主義の誤り。
(6) 「欧米先進」至上主義の誤り。
(7) オリンピック競技的在り方の誤り。
(8) 二元論及び二分法的発想、線形論理の誤り。

あとがき

一九七二年に初版が出た拙著『原初生命体としての人間』(三笠書房)が、岩波書店の「同時代ライブラリー」の一冊として装いを改めて再刊される話が昨年の暮に伝えられた。

その時の実感を語れば、嬉しさと同時に、一抹の戸惑いを感じていた、といえる。

「この本を改訂するにあたって、いったい自分はどんな姿勢で臨もうか」

私にとって、初めての本。いとおしい愛情を感じ、わが子同様にいつくしんできた本。改訂を念頭に置いて、読み返した。そう簡単に切れるものではない。しかし、再度、今までとは違った目で読み返した。読みこなすのに相当なエネルギーがいる。書いた当初は、五十代だった。とはいえ、十分若かった。自分にとっては、あふれるような思いが託された文章だが、全部が全部ではないにしても、正直に言って、必ずしも読みやすいとは限らない、と思えた。

実際の編集作業にはいって、省けるところは、可能な限り省いてみた。

ゲラを校正し、全体が、すっきり、さっぱりした印象をもった。つながり・つたわり・

とおり・ながれが良くなって、かなり読みやすいものになった、と思っている。

ただし、動きの説明に関しては、自分自身のからだの回復(戦後すぐから始まった胆石症・特にギックリ腰の回復)の軌跡であり、しかも、それは二足直立歩行の人類共通の動きの基本原理なので、ほとんどそのまま残してある。しかし、今では、もっと違ったあり方をしている動きが多いので、このことは別の機会に、改めて書かなければ、と思っている。

「ことば」と「からだ」の関係について、多少の補足をしておきたい。

まず私が字源・語源を遡って研究するのは、すでに分かりきったと思っている身近なことばや、現在、否定的な意味だけに専ら使われるようになったことばを、そのことばがつくられた原初に立ちかえって、文献学を越えて、ことば本来がもつ「命ある意味」を、新しく立ちあがらせてみたいからだ。

同じように、からだについて言及すれば、精神を上におき、からだを卑しむ傾向は未だ変わっていない。そこで問いたい。脳はからだではないのか、と。誰もが脳もからだだと答えるだろう。では、その脳の働きが心ならば、ことばだって、からだの働きの結果ではないのか。

私にとって、ことばを探ることはからだを探ること。からだを探ることはことばを探ること。からだを探るということは、複雑極まりない自然のもの(構造)・こと(機能)としてのからだだから、何事かを実感することだ。からだで実感したことをことばで確かめる。その作業は、そのつど新しくことばを探ることなしには成り立たない。

そして、ことばが束縛から解き放たれ、おおらかでみずみずしく、やすらかでゆったりした、素《ス》のままの霊力《ちから》を回復することは、からだもまたそうなる可能性をもつことである、と私は信じている。そうなることこそ、自然の分身としての自分が、まるごとの生命体・まっさらな原初の生命を、新しく生きることではないだろうか。

初産の『原初生命体としての人間』は難産であった。今回の増補改訂版は、二人の聡明で優しいお産婆さんの手で取り上げてもらった。同時代ライブラリー編集部の加賀谷祥子さんと、野口三千三授業記録の会の羽鳥操さんと共に、誕生の喜びを分かち合えたことは嬉しい。

「この本が読者にどのように批判されようとも、それはまったく、読者におまかせするほかはない。この本が、読者の深い愛情に包まれて、いつくしみ育まれ、ほんとうのよい子になってくれたら……」。以前、旧版のあとがきに書いたと同じ言葉で、私は、再び、祈っている。

最後に、再刊の機会を与えてくれた岩波書店に、深く感謝している。

一九九六年二月七日

野口三千三

解　説

養老孟司

野口三千三さんにはじめてお目にかかったのは、私が四十代のときだったと思う。当時はまだ東京芸術大学に体育の教官として勤務しておられた。お目にかかった経緯は、よく覚えていない。もしかすると、私と野口さんの掛け合い対談が、学生祭の企画になったときかもしれない。

それ以前から、お名前は存じ上げていた。当時の芸大には、東京大学解剖学教室の先輩である三木成夫さんが勤務しておられた。その縁で、やがて芸大から私のいた東大の解剖に布施英利さんが院生として来るようになり、しばしば野口さんが話題になった。芸大の学生は野口さんの体操をコンニャク体操というんです。布施さんからそう教わった。

私が最初にお目にかかったとき、まず腕を横に水平に広げ、次に力を抜きなさい、といわれた。そうすると、腕がバタンと落ちる。そんなこと、当たり前である。でも自分にとっては、それがとても印象的だった。体操が力を抜くところからはじまる。これは変だ。

面白い。まずそう思い、次になんと合理的な、と思った。そう、野口さんはきわめて合理的なのである。

まったく力を抜いてしまえば、次に力を入れるという感覚が生じる。筋肉はふつう多少とも緊張しているから、力を抜いた状態がどういうものか、われわれは忘れてしまっているのである。

パソコンのキーボードを叩いているとき、手首は水平に保たれている。指先を動かすためには、手首は固定していなければならない。手首を固定するには、手首を曲げる筋肉すなわち屈筋と、手首を伸ばす筋すなわち伸筋が、同じように緊張している必要がある。筋が緊張している、つまり収縮しているからといって、かならずしも「動き」が生じるわけではない。これも当たり前だが、ふだんはほとんど意識していないであろう。

力を抜かせることによって、野口さんはまず身体に注意を向けさせようとした。私の場合に、これはみごとに成功したといえよう。それまで漠然と考えていたことを、明瞭に指摘されたという気がした。私の本業は当時は解剖で、これは身体専門である。にもかかわらず、生きた身体がどう「生きているか」、はなはだ疑問を感じていたからである。

動きといえば筋肉だが、当時の医学・生物学は、筋収縮の機構が最先端の研究領域になっていた。東大には江橋節郎先生がおられ、私の同級生を含めて、若手の研究者がどんどん育っていった。ハンガリーから後に米国に移ったゲオルク・セントジョルジが収縮タンパクを発見して以来、筋の分子生物学は、生物を分子のレベルから研究するときの、いわばモデル領域になっていた。

いま思えば、私自身はそういう雰囲気に、なんとなく違和感を覚えていた。特定の数の原子、その組み合わせである分子、そういうものから物質世界はできている。それが日常の当然である科学者の世界で、私はその原理に親近感を覚えていなかった。そう「思えない」ものは、仕方がない。それ以前に、岩波の「科学」の編集部が、若い研究者を数人集めて、不定期に会合をしていたことがある。私はそこで出席している人たちに、真面目に質問したことがある。このなかで、学校で教わらなかったら、原子論を自分で思いついたと思う人はいますか、と。明らかに全員が否定的だった。質問が妙だから、もちろん明瞭な答えはない。しかしはたして自分は思いついただろうか、と全員がなんとなく疑問を感じたらしい。それは確かだと私は思った。

それに対する私なりの解答は、その後本に書いた。原子論のよいモデルは、アルファベットである。世界が二十数文字で全部書けてしまう。意識にとっては、言葉が世界を構築する。その世界はアルファベット二十数文字の組み合わせだけで書けてしまう。アルファベット世界の人たちは、原子論にははじめから違和感がないのである。

野口さんの体操に触れたとたん、あ、これだ、と私は思った。野口体操はアルファベット世界の逆なのである。そんなことをいっても、どこが逆なんだ、と詰問されそうな気がする。それをきちんと理屈にすると、なんとアルファベット世界になってしまう。だから日本的とか、東洋的とか、悟りだとか、胆だとか、わけのわからない表現が横行したのである。そうでもなければ、いいようがないからである。前提が異なるというのは、そういうことである。

ショウジョウバエで眼を作る遺伝子が見つかった。いきなり変なことをいうな。そう思わないでいただきたい。ほとんど同じ遺伝子がマウスにもある。マウスのこの遺伝子も眼を作る。マウスのこの遺伝子をハエに入れると、ハエの眼、つまり複眼ができる。これはほとんど手品である。なぜなら、複眼と脊椎動物の眼とは、まったく違うからである。

科学はいずれそれを解決する。科学者はそういう。私は信じていない。自然科学はその中で解ける問題を解くのであって、解けない問題は解かない。「問題が悪い」という。科学に解ける問題でも、具体的には解けない場合がある。いわゆる複雑系の発見は、それを明白にしてしまった。

つまり野口さんである。野口さんは、身体に訊け、という。野口さん自身は「訊く」とは違う文字を使う。それはよくわかる。「訊く」のは、なんとなく詰問する、訊問するという意味合いが含まれて、よくない。しかし私は野口さんではないから、ともかくわかる字を使う。身体に訊くとは、自分が身体をどう捉えるか、それを突き詰めようとすることである。それは感覚の問題である。しかも抽象的な感覚だから、典型的な「主観」というしかない。主観が客観的な科学と折り合うわけがない。

それなら野口さんは主観的かというなら、まったく違う。野口さんの好んだデモンストレーションに鞭がある。聴衆の大勢いる会場に鞭を持ちこんで、それをだれにも当たらないように、上手に振る。先端でバチッという、あの音がする。あれはジェット機が出す衝撃波と同じである。鞭の先端が音速を超えて走る。そのときの音である。鞭を振る手元は音速にはとうてい及ばない低速度で動く。しかし十メートル前後先の鞭の先端は、それでも音速を超えて動く。直感的に、そういうことが考えられるか。ふつうの人は、まったくそんなことは考えていないであろう。身体も同じである。身体を説明しようとするとき、われわれはさまざまな比喩を用いざるを得ない。野口さんはその巧者だった。鞭のような道具を使わないでも、自分の身体自身がいわば右の鞭のように働く。いまではそれを実際に示すことができる人がいる。

古武道のなかには、さまざまな奇妙な言語表現がある。それが実際に自分で体験できるものであることを、最近の武道家が証明しつつある。甲野善紀さんを知る人なら、おわかりであろう。野口さんの本を読んでみると、甲野さんとの共通点がたちまちいくつも現れる。甲野善紀『古武術に学ぶ身体操法』あるいは田中聡『不安定だから強い——武術家・甲野善紀の世界』をお読みになれば、理解が深まると思う。甲野さんは巨人軍の桑田投手復活の件で売れっ子になりつつあるが、それはいわば副作用である。野口、甲野、お二人とも、自分の身体を徹底的に詰めていった。それだけのことである。それがじつはいわゆる日本文化を根底から支えていたものである。

私は西洋流の解剖学を詰めさせられた。まさに「させられた」のである。だから「これが身体か」という違和感をいつでも心の底に持っていた。野口さんにはじめてお目にかかったとき、「これだ」と思ったのは、そのためである。甲野さんにお目にかかったときも同じことを感じた。

野口さんのこの本を虚心坦懐にお読みいただきたいと思う。再読しながら、私はしばしば苦笑した。私がときどきいうことと、まったく同じことが書いてある。それが野口さんの思想か、私の思想か、もう私にはわからない。それで当然であろう。個に思想があるなどというのは、西欧風の錯覚に過ぎない。思想が個であるなら、厳密には他人に理解できないはずである。そんなものに、だれもまったく関心を払わないであろう。

躁鬱病の人が明るい性格か、暗い性格か、そんなことがいえるわけがなかろう。一人のなかに両者の可能性が同居しうる。それが人間の興味深い点である。身体と意識も、まさにその関係にある。一方では両者は対極的だが、他方では同じ一人の人間を構成する。現代は意識優位の世界、脳化社会である。その世界で身体が復活してくる兆しが目立つ。野口さんの思想もやっと広く生きる可能性が現れてきた。

本の中身は読めばわかるから、あえて引用しない。それより、身体に関する本はじつはむずかしい。表現はやさしいが、説かれている内容を「体得」しないと、わからないことが多い。意識と身体は対極的なのである。言葉で説明できるなら、実習する必要はない。泳ぐという言葉を知っていても、泳げるわけではない。それはわかりきったことである。同様に、解剖は口で説明するものではない。しかしその解剖をいくら繰り返しても、お産をしない人に陣痛がわかるわけではない。ものには「わかり方」というものがある。この本のあっちとこっちで矛盾があるじゃないかとか、こんなつまらない説明をしてとか、思うところがあるかもしれない。身体についての話の怖いところは、むしろそこである。そう思っている自分のほうが、まったく誤解していることがある。

野口さんはそこをていねいに説明する。しすぎるくらいであろう。それでもけして安易な本ではない。野口さんが自分の身体で表現したこと、つまり「体現」したことを、わずかでも直接に知る人間として、老婆心ながらこう書いておく。

（北里大学教授）

本書は、『原初生命体としての人間』(三笠書房、一九七二年九月刊)を改訂した同時代ライブラリー版(岩波書店、一九九六年三月刊)を底本としている。

原初生命体としての人間——野口体操の理論

2003年6月13日　第1刷発行
2024年4月5日　第18刷発行

著　者　野口三千三《のぐちみちぞう》

発行者　坂本政謙

発行所　株式会社 岩波書店
〒101-8002 東京都千代田区一ツ橋 2-5-5
案内 03-5210-4000　営業部 03-5210-4111
https://www.iwanami.co.jp/

印刷・精興社　製本・中永製本

© 野口和也 2003
ISBN 978-4-00-603080-3　Printed in Japan

岩波現代文庫創刊二〇年に際して

二一世紀が始まってからすでに二〇年が経とうとしています。この間のグローバル化の急激な進行は世界のあり方を大きく変えました。世界規模で経済や情報の結びつきが強まるとともに、国境を越えた人の移動は日常の光景となり、今やどこに住んでいても、私たちの暮らしは世界中の様々な出来事と無関係ではいられません。しかし、グローバル化の中で否応なくもたらされる「他者」との出会いや交流は、新たな文化や価値観だけではなく、摩擦や衝突、そしてしばしば憎悪までをも生み出しています。グローバル化にともなう副作用は、その恩恵を遥かにこえていると言わざるを得ません。

今私たちに求められているのは、国内、国外にかかわらず、異なる歴史や経験、文化を持つ「他者」と向き合い、よりよい関係を結び直してゆくための想像力、構想力ではないでしょうか。

新世紀の到来を目前にした二〇〇〇年一月に創刊された岩波現代文庫は、この二〇年を通して、哲学や歴史、経済、自然科学から、小説やエッセイ、ルポルタージュにいたるまで幅広いジャンルの書目を刊行してきました。一〇〇〇点を超える書目には、人類が直面してきた様々な課題と、試行錯誤の営みが刻まれています。読書を通した過去の「他者」との出会いから得られる知識や経験は、私たちがよりよい社会を作り上げてゆくために大きな示唆を与えてくれるはずです。

一冊の本が世界を変える大きな力を持つことを信じ、岩波現代文庫はこれからもさらなるラインナップの充実をめざしてゆきます。

（二〇二〇年一月）

S307
大逆事件
―死と生の群像―
田中伸尚

天皇制国家が生み出した最大の思想弾圧「大逆事件」。巻き込まれた人々の死と生を描き出し、近代史の暗部を現代に照らし出す。〈解説〉田中優子

S308
「どんぐりの家」のデッサン
漫画で障害者を描く
山本おさむ

かつて障害者を漫画で描くことはタブーだった。漫画家としての著者の経験から考えてきた、障害者を取り巻く状況を、創作過程の試行錯誤を交え、率直に語る。

S309
鎖塚
―自由民権と囚人労働の記録―
小池喜孝

北海道開拓のため無残な死を強いられた囚人たちの墓、鎖塚。犠牲者は誰か。なぜその地で死んだのか。日本近代の暗部をあばく迫力のドキュメント。〈解説〉色川大吉

S310
聞き書 野中広務回顧録
御厨貴
牧原出 編

二〇一八年一月に亡くなった、平成の政治をリードした野中広務氏が残したメッセージ。五五年体制が崩れていくときに自民党の中で野中氏が見ていたものは。〈解説〉中島岳志

S311
不敗のドキュメンタリー
―水俣を撮りつづけて―
土本典昭

『水俣―患者さんとその世界―』『医学としての水俣病』『不知火海』などの名作映画の作り手の思想と仕事が、精選した文章群から甦る。〈解説〉栗原彬

2024. 3

S312
増補 隔離
―故郷を追われたハンセン病者たち―
徳永 進

らい予防法が廃止され、国の法的責任が明らかになった後も、ハンセン病隔離政策が終わり解決したわけではなかった。回復者たちの現在の声をも伝える増補版。〈解説〉宮坂道夫

S313
沖縄の歩み
国場幸太郎
新川 明
鹿野政直 編

米軍占領下の沖縄で抵抗運動に献身した著者が、復帰直後に若い世代に向けてやさしく説き明かした沖縄通史。幻の名著がいま蘇る。〈解説〉新川 明・鹿野政直

S314
ぼくたちはこうして学者になった
―脳・チンパンジー・人間―
松本 元
松沢哲郎

「人間とは何か」を知ろうと、それぞれ新たな学問を切り拓いてきた二人は、どのような生い立ちや出会いを経て、何を学んだのか。

S315
ニクソンのアメリカ
―アメリカ第一主義の起源―
松尾文夫

白人中産層に徹底的に迎合する内政と、中国との和解を果たした外交。ニクソンのしたたかな論理に迫った名著を再編集した決定版。〈解説〉西山隆行

S316
負ける建築
隈 研吾

コンクリートから木造へ。「勝つ建築」から「負ける建築」へ。新国立競技場の設計に携わった著者の、独自の建築哲学が窺える論集。

S317
全盲の弁護士　竹下義樹
小林照幸
視覚障害をものともせず、九度の挑戦を経て弁護士の夢をつかんだ男、竹下義樹。読む人の心を揺さぶる傑作ノンフィクション！

S318
一粒の柿の種
―科学と文化を語る―
渡辺政隆
身の回りを科学の目で見れば…。その何と楽しいことか！　文学や漫画を科学の目で楽しむコツを披露。科学教育や疑似科学にも一言。〈解説〉最相葉月

S319
聞き書　緒方貞子回顧録
野林健
納家政嗣　編
「人の命を助けること」、これに尽きます――。国連難民高等弁務官をつとめ、「人間の安全保障」を提起した緒方貞子。人生とともに、世界と日本を語る。〈解説〉中満泉

S320
「無罪」を見抜く
―裁判官・木谷明の生き方―
木谷明
山田隆司
嘉多山宗　聞き手・編
有罪率が高い日本の刑事裁判において、在職中いくつもの無罪判決を出し、その全てが確定した裁判官は、いかにして無罪を見抜いたのか。〈解説〉門野博

S321
聖路加病院　生と死の現場
早瀬圭一
医療と看護の原点を描いた『聖路加病院で働くということ』に、緩和ケア病棟での出会いと別れの新章を増補。〈解説〉山根基世

S322
菌世界紀行
―誰も知らないきのこを追って―
星野保

大の男が這いつくばって、世界中の寒冷地にきのこを探す。雪の下でしたたかに生きる菌たちの生態とともに綴る、とっておきの〈菌道中〉。〈解説〉渡邊十絲子

S323-324
キッシンジャー回想録 中国(上・下)
ヘンリー・A・キッシンジャー
塚越敏彦ほか訳

世界中に衝撃を与えた米中和解の立役者であるキッシンジャー。国際政治の現実と中国の論理を誰よりも知り尽くした彼が綴った、決定的「中国論」。〈解説〉松尾文夫

S325
井上ひさしの憲法指南
井上ひさし

「日本国憲法は最高の傑作」と語る井上ひさし。憲法の基本を分かりやすく説いたエッセイ、講演録を収めました。〈解説〉小森陽一

S326
増補版 日本レスリングの物語
柳澤健

草創期から現在まで、無数のドラマを描きききる日本レスリングの「正史」にしてエンターテインメント。〈解説〉夢枕獏

S327
抵抗の新聞人 桐生悠々
井出孫六

日米開戦前夜まで、反戦と不正追及の姿勢を貫きジャーナリズム史上に屹立する桐生悠々。その烈々たる生涯。巻末には五男による〈親子関係〉の回想文を収録。〈解説〉青木理

2024.3

S328
人は愛するに足り、真心は信ずるに足る
―アフガンとの約束―
中村 哲
澤地久枝（聞き手）
戦乱と劣悪な自然環境に苦しむアフガンで、人々の命を救うべく身命を賭して活動を続けた故・中村哲医師が熱い思いを語った貴重な記録。

S329
負け組のメディア史
―天下無敵 野依秀市伝―
佐藤卓己
明治末期から戦後にかけて「言論界の暴れん坊」の異名をとった男、野依秀市。忘れられた桁外れの鬼才に着目したメディア史を描く。〈解説〉平山 昇

S330
ヨーロッパ・コーリング・リターンズ
―社会・政治時評クロニクル 2014-2021―
ブレイディみかこ
人か資本か。優先順位を間違えた政治は希望を奪い貧困と分断を拡大させる。地べたから英国を読み解き日本を照らす、最新時評集。

S331
増補版 悪役レスラーは笑う
―「卑劣なジャップ」グレート東郷―
森 達也
第二次大戦後の米国プロレス界で「卑劣な日本人」を演じ、巨万の富を築いた伝説の悪役レスラーがいた。謎に満ちた男の素顔に迫る。

S332
戦争と罪責
野田正彰
旧兵士たちの内面を精神病理学者が丹念に聞き取る。罪の意識を抑圧する文化において豊かな感情を取り戻す道を探る。

S333
孤塁
―双葉郡消防士たちの3・11―
吉田千亜

原発が暴走するなか、住民救助や避難誘導、原発構内での活動にもあたった双葉消防本部の消防士たち。その苦闘を初めてすくいあげた迫力作。新たに「『孤塁』その後」を加筆。

S334
ウクライナ 通貨誕生
―独立の命運を賭けた闘い―
西谷公明

自国通貨創造の現場に身を置いた日本人エコノミストによるゼロからの国づくりの記録。二〇一四年、二〇二二年の追記を収録。〈解説〉佐藤 優

S335
「科学にすがるな!」
―宇宙と死をめぐる特別授業―
佐藤文隆
艸場よしみ

「死とは何かの答えを宇宙に求めるな」と科学論に基づいて答える科学者 vs. 死の意味を問い続ける女性。3・11をはさんだ激闘の記録。〈解説〉サンキュータツオ

S336
増補 空疎な小皇帝 「石原慎太郎」という問題
斎藤貴男

差別的な言動でポピュリズムや排外主義を煽りながら、東京都知事として君臨した石原慎太郎。現代に引き継がれる「負の遺産」を、いま改めて問う。新取材を加え大幅に増補。

S337
鳥肉以上、鳥学未満。
―Human Chicken Interface―
川上和人

ボンジリってお尻じゃないの? 鳥の首はろくろ首!? トリビアもネタも満載。キッチンから始まる、とびっきりのサイエンス。〈解説〉枝元なほみ

2024. 3

S338-339
あしなが運動と玉井義臣（上・下）
―歴史社会学からの考察―
副田義也

日本有数のボランティア運動の軌跡を描き出し、そのリーダー、玉井義臣の活動の意義を歴史社会学的に考察。〈解説〉苅谷剛彦

S340
大地の動きをさぐる
杉村新

地球の大きな営みに迫ろうとする思考の道筋と、仲間とのつながりがからみあい、研究は深まり広がっていく。プレートテクトニクス成立前夜の金字塔的名著。〈解説〉斎藤靖二

S341
歌うカタツムリ
―進化とらせんの物語―
千葉聡

実はカタツムリは、進化研究の華だった。行きつ戻りつしながら前進する研究の営みと、カタツムリの進化を重ねた壮大な歴史絵巻。〈解説〉河田雅圭

S342
戦慄の記録 インパール
NHKスペシャル取材班

三万人もの死者を出した作戦は、どのように立案・遂行されたのか。牟田口司令官の肉声や兵士の証言から全貌に迫る。〈解説〉大木毅

S343
大災害の時代
―三大震災から考える―
五百旗頭真

阪神・淡路大震災、東日本大震災、熊本地震に被災者として関わり、東日本大震災の復興構想会議議長を務めた政治学者による報告書。〈緒言〉山崎正和

2024. 3

岩波現代文庫[社会]

S344-345

シヨック・ドクトリン(上・下)

—惨事便乗型資本主義の正体を暴く—

ナオミ・クライン

幾島幸子
村上由見子 訳

戦争、自然災害、政変などの惨事につけこみ多くの国で断行された過激な経済改革の正体を鋭い筆致で暴き出す。〈解説〉中山智香子

2024. 3